JN117328

超・特効薬
イベルメクチン

Super Silver Bullet IVERMECTIN

コロナ感染・ワクチン副反応・
ワクチンシェディングを
撃退!

リチャード・コシミズ
Richard Koshimizu

序章

ワクチン接種者は、
3年以内に全員死亡する。
だが、生き残る方法はまだある！

政府の誘導に従う情報弱者

本書は、著者リチャード・コシミズ（以下ＲＫと略）が、２０２１年6月に電子出版した『コロナにもワクチンにも殺されない方法』に大幅に加筆訂正したものです。

２０２１年11月8日現在、日本のコロナワクチン接種者数は、１回目接種者が９８７２万人。2回目接種者が９３３６万人だという。接種率で言うと77・9％と73・7％である。日本国民の7割以上が2回目接種まで終えてしまっていることになる。

ただし、私、ＲＫは、この数字自体、信用していない。新型コロナに関わる政府の発表や大手メディアの報道は、虚報と事実改竄（かいざん）に満ちている。そのすべてが「国民がコロナワクチンを接種するように誘導する」方向で意図的に構成されているからである。

渋谷のワクチン接種センターに行列を作って接種の予約を取る若者たちがいる。抽選3回目でやっと予約が取れたと喜ぶ30代女性の映像が、ニュースの度に何度も流される。だが、どうも様子がおかしい。ネットでは、早くも「行列を作るバイトの募集があった」「クライシスアクター（被害者役）が演じている」と未確認情報が流れる。そして、その行列があったと報道された翌日の渋谷の接種センターには誰も並んでいなかったと、ネットで話題になる。あちこちの接種センターで閑古鳥が鳴いているとマイナーなニュースが流れてくる。

東京と大阪のワクチン大規模接種センターでは、9月26日、１回目の接種が再開されたが、ほとんど接種希望者が来ない。東京では１万人の枠に２３５３人しか来ない。大阪では５０００人の枠に９１７人しか来ない。18歳以上が対象ゆえ、まだ、接種を受けていない人たちはたくさんいるはずだ。

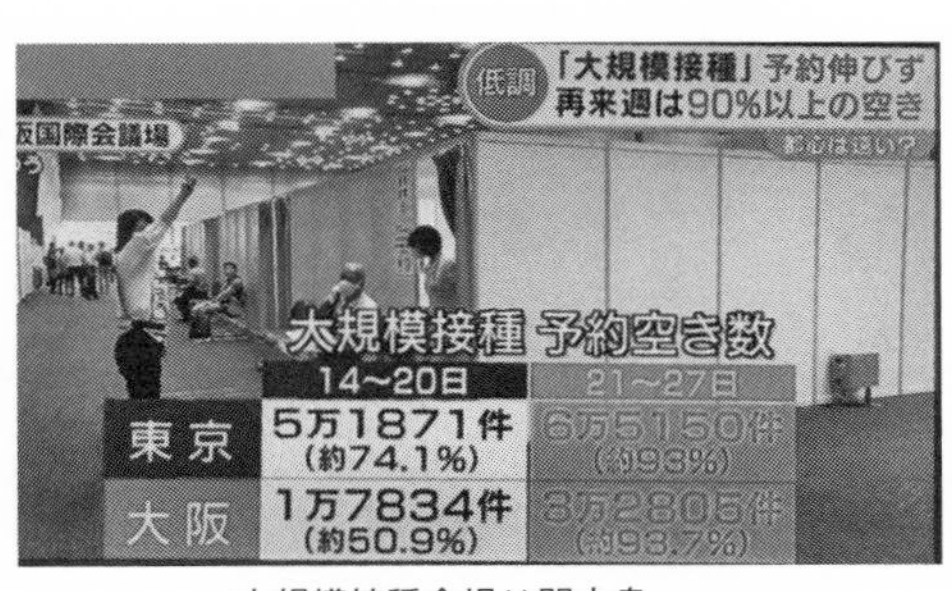

大規模接種会場は閑古鳥……

政府の誘導を微塵も疑わず、未知のワクチンを体に注入してしまった不用意極まりない人たちは、無事にお過ごしなのだろうか？　テレビを主たる情報源としている「情報弱者」の諸氏は、政府が推奨し、テレビが接種を促すワクチンが、人の体に悪いわけがないと確信を持っている。だから、ワクチンに反対する一部の人たちが理解できずに、「こいつらがいるから、感染者が減らないんだ」と憤る。

一方、ワクチンを忌避する人たちの多くは、実は、知的水準が高く、学歴の高い人たちである。テレビ新聞の報道では納得できず、ネットを活用して情報を集め、分析し、自ら判断した人たちだ。彼らは、このワクチンがいまだ、未承認の治験段階にある「未知のもの」であり、さまざまな危険性が解決されていない、極めて問題視すべき厄介な代物であると理解しているのだ。では、ワクチン賛成派と反対派とどちらが正しい判断をしているのであろうか？　後者である。

新型コロナワクチンを打つ直前で、たまたま本書を読む機会があったという読者は、極めて幸運である。本書を読了したのち、読者は、ワクチン接種などもってのほか、絶対に打たないと心に誓うであろう。そして、この〝ワクチン戦争〟にいかに対処し、生き残っていくかを学び取る。以後の感染予防にもシンプルでありながら万全の策を選び、ウイルスを蹴散らしていく。

ただの風邪のコロナより怖いワクチン被害

現下のコロナ&ワクチン戦争の正体を知ってしまえば、新型コロナウイルスなど、ただの風邪扱いで構わないとわかる。万が一、感染し発病しても、適正な初期治療をすれば、数日で仕事に戻れる。金も掛からない。お医者さんに掛かる必要すらない。自分で治せる。それどころか、ほとんど100%の確率で、感染を予防できる。発病しない。怖い怖いワクチンを打つ必要もない。

コロナに感染して、コロナ病棟に入院し、だんだん悪化してＩＣＵ（集中治療室）に移動させられ、自前で呼吸ができなくなってＥＣＭＯ（体外式膜型人工肺）に繋がれ、１カ月半の苦しい闘病の末に死んでいった人たちは、無駄死にである。その死者の延命のために費やされた膨大な医療資源は無駄であった。本来、適正な医療が感染初期に提供されていれば、ＩＣＵもＥＣＭＯもいらなかった。それどころか、今の病院治療ならば、生き残れるはずの患者が、病院で殺されて死体袋に入って戻ってくるケースが大いに考えられる。

菅政権は、コロナ治療を「自宅療養」に切り替えた。感染者は、自宅に待機して保健所の指示を待つことになった。そして、保険所からは2週間の間、何の連絡もなく、２週間たって、ミネラルウォーターとティッシュを持ってきただけだった。つまり、何の医療も受けられず、自宅放置されたのである。12万人が自宅療養を余儀なくされ、２５０人が、日の射さない暗い自室で、絶望の末に孤独死した。結局、自力で治せということだ。抗体ができれば治ったことになる。

だが、新型コロナには後遺症が付きまとう。これからの人生にずっと付きまとう後遺症が。

では、運よく入院できたら「ああ、助かった。よかった」となるのか？　ならない。大半の病院は、特に効果のある治療をしない。酸素を吸入できるので、少し呼吸が楽になるくらいだ。

大体の病院が、効果のある薬の投与はしない。よって、入院できても自力で治すしかない。自宅療養とどこが違うのか、よくわからない。

打ってしまった人にも希望あり

実は、深刻な問題は、新型コロナ感染者ではなく、ワクチン接種者に生じる。不幸にして、1回でも2回でも接種してしまったという人の場合は、本書を読んで、これからやってくるであろう生き地獄をあらかじめ認知し、なんとか、失地を挽回するべく、最善の対策をとるであろう。その努力は、恐らく無駄にはならないと推測する。

本書を読む機会もなく、周りが打っているからと、自分も集団接種のゾンビの群れに加わってしまった人は、接種後、次第に損なわれていく健康に慄き、同じ病で苦しむ膨大な数の患者で超満員となった病院で、当てもなく診察の順番を待つことになる（この文書に加筆をしている、2021年9月末現在では、コロナワクチン後遺症と申告すると、医療機関が診察を嫌がる状況が出現している。対処する方法がないからだ）。

女性は、長く続く不正出血で疲弊し、生理は度を越した不順を繰り返す。皮膚には青痣が浮かび上がっている。内出血だ。接種後、視力が極端に落ち、ほとんど失明する人もいる。割れるような頭痛が続く。

運良く、診療を受けられても、医師の10人に9人は、新型コロナウイルスのこともｍＲＮＡワクチンのこともほとんど知らない。せいぜい、鎮痛剤を処方するくらいしかできない。本当は、投与すべき、適正な薬があるというのに、何も知らない。医師が知らないのだから、患者にわかるわけがない。特効薬イベルメクチンに遭遇できるかどうか、どの時点で遭遇するかで、当該人物のその後の人生は決まってしまう。

そして、数年後には、最期の時が訪れる。死因は脳出血か、心不全か？　もっとも、それよりも早く終わりの時は来るかもしれない。ワクチンで予防できているはずが、ラムダ変異株やその次の型に感染して重症化する。免疫システムが異常を起こしてＡＤＥ（抗体依存性免疫増強）発症だ。薬はない（実際にはあるのだが、彼らは知らない）。

そのころには、病床は、もちろん満杯で、入院などできるわけがない。そもそも、医者も看護師も、ワクチン接種の後遺症で、半分近くはいなくなっている。自宅で、布団にくるまり、ただ、死ぬのを待つ。「入院待機」という名前はついているが、待機のままで終わる。

東京五輪前後、急激に増えた感染者は、これまた、急激に減少した。第5波の8月20日には、1日の全国の感染者数が2万5０００人を超えた。それが、10月初には１２００人台になっている。致死率は、０・２％と大きく減少している。では、コロナは終息したということなのか？　もう、あんまり心配しなくてよいのか？　とんでもない。

たとえ、第5波のコロナは終わっても、次はもっと凶悪な「毒ワクチン」の災禍が待っている。ワクチンによって、血管が詰まる病気でばたばたと患者が倒れていくが、それでだけではない。毒ワクチンに起因する「屈強な変異株」による、ワクチン接種者への突発的な攻撃が、いつ開始されるかわからないのだ。

ワクチン接種後にかえって感染者が増えている！

ワクチン接種の先進国、英国、イスラエル、シンガポールなどでは、逆に感染者が増えている。感染予防目的のワクチンが全く機能せず、気が付くと、新規の感染者の大半がワクチン2回接種者だったりする。だが、これらは例外的なブレークスルー感染だと当局は強弁する。そして、「ワクチンの有効率が95％」というのも数字のごまかしがある（第2章で後述）。打たなくてもほとんど感染しない。

またワクチンを打っておけば、重症化しないという。ワクチンを打たなくてもほとんどの人は重症化しない。言葉の遊びである。ワクチンには、効果などない。あるのは毒性だけだ。

［参考記事］　ワクチン2回接種も…ブレークスルークラスター発生の病院　「症状出ずに知らない間に感染広まる」（静岡・焼津市　静岡朝日テレビ）２０２１年10月10日（日）
https://news.yahoo.co.jp/articles/41b50cd454037d874e7cc8852373a7bc5b23d164
「甲賀病院では8月下旬にクラスターが発生。その感染者は職員5人、患者20人とあわせて25人となりました。感染が広がった現場では何が起きていたのでしょうか」
「感染した25人のうち19人はワクチンの2回接種を終えていて、まだ1回も接種していない人は1人だけでした」

つまり、甲賀病院の感染者25人のうち、24人がワクチン接種者で非接種者は1人だけだったという。これは、ブレークスルーではない。接種者が感染しているとしか言いようがない。

「ワクチンを接種した人は、３年以内に全員死亡する」。そんな馬鹿な。新型コロナウイルスに感染しないようにワクチンを打つのではないか。それが、逆に、接種者の命を奪うなんてありえない。誰もが、発言者に反駁（はんばく）して、憤る（いきどお）。「いい加減なことを言いやがって」と、だが、本当にいい加減なことかどうか、確かめておいた方がいい。これから、どんな災難がやってくるか知っておいた方がいい。

「感染予防効果は明らかになっていません」と明記あり

ファイザーやモデルナのワクチンには、新型コロナウイルスの持つスパイクタンパクを体内で作り出す機能が搭載されている。そのスパイクタンパクに反応して、中和抗体が作られ、新型コロナ感染から人体を守ってくれるということらしい。だが、実際に、高齢者向けに発送された接種券の付帯文書の「新型コロナワクチン予防接種についての説明書」には、「現時点では感染予防効果は明らかになっていません」と、はっきり書いてある。

つまり、今打っているワクチンは、感染予防能力があるかどうか判明していない、開発の途上にある未完成のワクチンなのだ。一部、第3相治験が終わって、米国ＦＤＡ（食品医薬品局）が認可したワクチンがあるというが、そのＦＤＡが最も信用できないことが、本書読了後の読者の共通理解であろう。

さて、そんな「効くかどうかわからない」ワクチンを喜び勇んで打って、「これで、安心した」とホッと一息ついている方々の思考回路が全く理解できない。

そもそも、ファイザーにしろ、モデルナにしろ、いまだ治験中のワクチンに米国ＦＤＡが、暫定的に緊急使用許可を与えているだけなのだ。日本政府は、そのＦＤＡの決定を根拠に、外

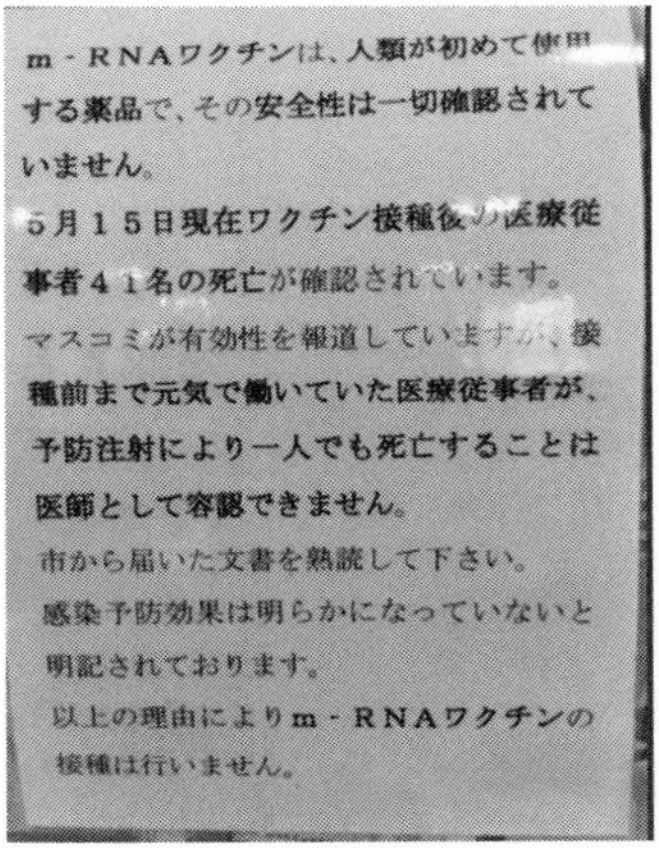

あるクリニックの張り紙

国製ワクチンを採用しているのだ。

「治験中」ということは、対象の接種者を2つのグループに分けて、片方には本物のワクチンを、もう片方には偽薬の生理食塩水か何かを注射する。そして、双方の感染防止効果を比較して、ワクチンに有効性があるかどうか判断するのだ。つまり、接種者の半分は、ワクチンではないものを摂取され、しかも、ワクチンではなかったと知らされることはないのだ。

ということで、現在、盛んに接種している人の半分は、「ああ、摂取できてよかった」ことにはならないのである。ただの水を打っていただけの人もいるはずだ。このワクチンの第3相治験が終わるのは、２０２２年、２０２３年の話なのだ（ただし、プラシーボ注射は実施していないという説もある）。

あるクリニックでは、「感染予防効果は明らかになっていない」として、ワクチン接種を断るという趣旨の張り紙を出している。

真相を書けば殺される

だが、こんな内情を、なぜ、日本の政治家やメディアは問題にしないのか？　誰一人、ワクチンの危険性について触れる人がＴＶに出てこない。

与党も野党も、政治家には、触れてはいけないタブー領域がある。そこに触れるようなことがあれば、命を失いかねない。マスコミも、本当のことを報道すれば、すぐさま、スポンサーから干される。スポンサーである大企業の多くが、外国投資家に乗っ取られている。ガイコクジンのお気に召さない記事を書いた記者は飛ばされる。

かつて民主党の石井紘基（こうき）議員は、ロシアのオウム真理教について、「先にロシアに進出していたＴ一教会が、いつの間にかオウムに変身していた」と、核心部分に言及してしまった。オウムの実態を秘匿しておきたい裏社会は、在日朝鮮人の右翼を鉄砲玉に送り、石井先生を暗殺した。

さあ、コロナとワクチンの真相に斬（き）りこもう。「普通の人は知らない」世界に。

目次

序章　ワクチン接種者は、3年以内に全員死亡する。だが、生き残る方法はまだある！

第1章　イベルメクチンでコロナ禍を今すぐ脱却できる！

第2章　ウイルスより怖い殺人ワクチン

第3章　大魔王ビル・ゲイツが推進している生物兵器テロ

第4章 アビガン、イベルメクチン、特効薬はすでにある！

2．特効薬としてイベルメクチンが急浮上――236

3．イベルメクチンは、最後にやってきた救世主――255

巻末付録　イベルメクチンの使用方法、入手方法など——281

カバーデザイン　重原 隆
校正　広瀬 泉
本文仮名書体　文麗仮名（キャップス）

第1章

イベルメクチンでコロナ禍を今すぐ脱却できる！

1. 我々にはイベルメクチンがある

インドでも効果が確認された

2021年になって、「新型コロナ戦線」に突如、登場したのが、イベルメクチンという抗生物質である。

この日本発の薬が、インドなど、発展途上国を中心に、新型コロナの治療に使用され、成果を上げているという話は、2020年の半ばには我々の耳に入っていた。だが、データが乏しかった。我々は、富士フイルム富山化学株式会社の「アビガン」（抗インフルエンザ薬）こそが、コロナの特効薬であり、人類を救う薬だと考え、イベルメクチンにはあまり関心を持たなかった。

だが、2021年の3月ころから、イベルメクチンが華々（はなばな）しい成果を上げているとわかってきた。イベルメクチンを治療に導入したところでは、1、2カ月でコロナの新規感染者がほとんどいなくなっている。副作用らしき話が全くない。

しかも、ほんの少量服用すると、非常に長い間、感染予防効果があるらしい。実際、新型コロナがほとんど流行していないアフリカの中部や中南米では、驚いたことに、イベルメクチンが25年にわたって、常用されてきたとわかってきた。

ブユに刺されて失明するオンコセルカ病（河川盲目症）の予防のために、アフリカなどでは年に1回、イベルメクチンが無償で配布されている。そして、該当地域では、ほとんど、新型コロナの患者が発生していないのだ。

イベルメクチンで日本人初のノーベル生理学・医学賞を受賞された大村智（さとし）先生

北里大学の大村智先生の発明したイベルメクチンは、寄生虫病の予防で数千万人を失明の危機から救った。その功績を認められて、大村先生は、日本人で初めてのノーベル生理学・医学賞を受賞した。その寄生虫の薬が、気が付いたら、なんと、コロナの特効薬だったのだ！

ノーベル賞受賞者というと、DS（ディープステイト）裏社会に都合の良い人物が選ばれるといった側面もあるが、大村先生に限っては、確固たる実績が評価された結果である。アフリカの赤道地帯では、ブユに刺されて、フィラリア系寄生虫によるオンコセルカ病に罹患（りかん）する患者が多かった。患者は失明するケースが多いが、イベルメクチンを投与すると発症を予防できるとわかったのだ。結果、数千万人が失明を免れた。ノーベル生理学・医学賞は、その成果に対して贈られたのである。新型コロナに治療・予防効果があるからではない。もっとも、ノーベル賞が本当に人類に貢献した人に贈られる賞であるならば、大村先生は、再度、受賞すべきである。ノーベル賞が一つでは足りない。大村先生は、コロナ禍が終息した暁には、人類を第3次世界大戦から救い出した功績で「ノーベル平和賞」も受賞すべきである。今、この瞬間、人類は、闇の勢力との世界大戦を戦っているのである。

インドでも、高価なワクチンを打てない貧困層の多い地域が、安価でどこにでもあるイベルメクチンによる治療を希望した。WHO（世界保健機関）などの権威ある公的機関は、イベルメクチンをコロナ治療に使ってはいけないとインドの各自治体に高圧的に命令した。だが、背に腹を代えられないとイベルメクチンを治療薬に選んだ州は、たった2カ月でコロナを退治した。WHOのご命令通り、イベルメクチンを採用しなかった地方では、おびただしいコロナ感染症による死者を出した。

「アビガン」の経験が役に立った

「アビガン」が人類を救うと考えていた私、ＲＫとブログや動画の常連さんたちは、かなり前から、アビガンのジェネリック薬をインドなどから個人輸入して、備蓄していた。日本でパンデミックが発生したときに、アビガンで家族や友人、知人を守ろうと考えたのだ。

海外製の薬品を自分や家族、知人の使用する分量だけ輸入することは、法律で許されている。ただし、誰もやったことのない試みだったので、試行錯誤を経て、なんとか、スムーズに輸入できるようになった。スキルが身についたのだ。その経験が役に立った。

我々は、ほぼ同じ所作で、インドからイベルメクチンを個人輸入するルートを確保した。そして、皆が、一斉にイベルメクチンを注文し、到着を待った。３週間たっても届かない。じりじりと待つ。１カ月して、現物がインドから航空郵便で、ぽつぽつと各自の自宅に届き始めた。皆が、１人で、１００～２００錠くらいを手に入れた。分割で、１００錠程度ずつ輸入する分には、お上のお咎（とが）めがないとわかってきたのだ。

お粗末な「自宅療養」の実態

そうこうするうちに、東京五輪の開催が近づいてくる。感染爆発を生むから、中止すべきとの国民の声を無視して、菅義偉（すがよしひで）政権は、五輪を強行開催した。７月23日には、全国の感染者数

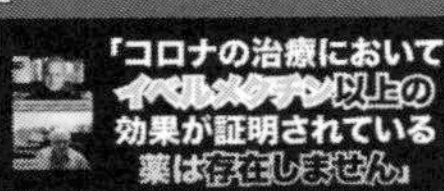

新型コロナで「自宅療養」中の方へ　本来、あなたに必要なのは「初期治療」です。行政は、あなたを放置するだけで、助けてはくれない。今すぐ「イベルメクチン善意のマルチ商法」キャンペーンを頼ってください。海外調達した特効薬イベルメクチンを速達で贈ります。無償です。即効性です。これであなたが助かったら、今度はあなたが調達して配り、他の方を助けてください。

「リチャード・コシミズ」で検索！

は４２０４人だったものが、８月７日には１万５７４３人に激増した。過去最高である。そして、菅政権は、８月２日、軽症者は「自宅療養」を基本とすると方針を示した。では、これらの患者は、自宅でどんな治療を受けられるのか？

　自宅療養が決まると、２週間治療は受けられず放置される。その間、保健所から連絡はない。２週間たつと、保健所は、ミネラルウォーターとトイレットペーパーを持ってくる。それだけだ。パルスオキシメーターで酸素飽和度が90％になっても、まだ、入院できるほど悪くないと言われる。まさに、自宅放置である。その自宅療養者が全国で12万人に上るという。中には、病状が急変して亡くなった人もいるという。デルタ変異株の特徴で、若い人にもこういった死者が出ているという。８月中に自宅療養者のうち２５０人が、医療も受けられずに自宅や高齢者施設、宿泊施設などで亡くなったという。

イベルメクチン普及で日本を救えるはず

我々は、危機的な状況にあると覚知した。このまま放置できない。私、ＲＫは、彼ら自宅放置者を救う方法はないかと考えた。そして、備蓄してあるイベルメクチンを患者さんたちに提供することを思いついた。ブログなどで公示した。「イベルメクチン善意のマルチ商法キャンペーン」と銘打って。左は、当初、イベルメクチン希望者を募るためにネット上に掲げた文書である。

> 緊急！　ご依頼いただければ、コロナの特効薬が2～3日で届きます。即効性です。お金はいりません。（裏社会がこの文書の削除を仕掛けてきます。どうか、コピペして、ネット上に貼りまくってください！）リチャード・コシミズ
>
> 「イベルメクチン善意のマルチ商法」キャンペーンで危機を脱出したい方へ
>
> 本キャンペーンは、緊急時にイベルメクチンを貸し出すというものです。よって、原則、後日、お返しいただきます。（落ち着いたらで結構です。当局のご指導に基づき、文言を

変えました）

［注］非常に多くの方々が中等症から重症なのに入院できないで不安な時間を過ごしているとわかってきました。TV報道ではわからない深刻な事態です。保健所からは何も連絡がない。放置状態です。我々の「優先順位」をこういった境遇にある方に限定せざるを得なくなってきました。ただし、抗ウイルス薬というものは「感染初期に投与して重症化を防ぐ」薬です。効果の度合いは個人差があるし、この薬単体では病勢を抑えきれないことがあると、ご承知おきください。

［注］「感染予防に欲しい」という方には対応ができなくなるかもしれません。（現状は、まだ大丈夫です）ご了承ください。よって、万難を排して、海外からの薬の調達を進め、1日でも早く入手するよう努力をなさってください。（欧州屋、ヒマラ屋さんなどの取次商社のサイトでかんたんに注文できます。12㎎製剤50錠入りの箱で8000円くらいか？納期は2〜3週間か？）また、亜鉛、ビタミンD、日光浴が足りない人はいませんか？個人輸入で手に入るのは12㎎製剤が大半のようですのでご注意ください。

［注］50、100錠といった単位では、提供していません。あくまでも、緊急に必要な最低限の数量となります。高熱や頭痛、倦怠感（けんたいかん）、呼吸困難など、苦しい中で孤軍、闘病中の皆さん、1日も早く全快されることを願っています。

イベルメクチン貸出をご希望の方は、①九州・北海道支部、②RK（メール・SMS・FAX）、③イベルメクチン貸出ステーションのどれか一カ所で申し込みできます。重複申し込みは、ご遠慮ください。

ちょうどそのころ、尼崎の長尾クリニックの院長長尾和宏先生が、テレビに出演して、イベルメクチンの効能を語った。先生のクリニックでは約450人のコロナ患者にイベルメクチンを投与して、例外の2人を除いて、全員を治したという。また、自宅療養をした200人は全員生還した。これが、イベルメクチンへの関心を一気に高めた。

長尾先生は、「疥癬（かいせん）治療」の名目で、イベルメクチンを入手する方法を持っていた模様だ（イベルメクチンは、厚労省が2020年5月18日に「適応外使用」で、新型コロナ治療に使用することを許可している。だが、実際には、製造者の米メルク社が、COVID－19用には薬を出さないのだ。メルクは強い悪意を持って、イベルメクチンの流通を妨害している。現在も同じ状況である。なお、今、現在は、長尾先生もイベルメクチンを使用した診療はできていないという。国家ぐるみの妨害である）。

我々のイベルメクチン・キャンペーンは、長尾先生のテレビ出演と「共鳴」して一気に拡大した。長尾先生は、私、ＲＫのところに問い合わせれば、イベルメクチンを無償で提供してくれると、ご自分のブログで掲示してくださった。結果、多くの方が、我々のキャンペーンに気が付いたのだ。

2．イベルメクチンで、コロナ感染から一晩で回復

イベルメクチン・キャンペーンには、非常に強い反応がすぐさま返ってきた。多くの自宅療養者が救いを求めて問い合わせをしてきた。

必要な人からSOSの声

「尼崎の長尾先生のニコニコ動画で、イベルメクチンをお譲りいただけると書いてました。長女夫婦がこの間コロナに感染しました。大変つらかったが、自宅療養でまだ味覚と嗅覚（きゅうかく）がない状態ですが、少しずつ回復してます。

私は、糖尿と高血圧の持病を持っており、感染に備えてイベルメクチンを購入しようと思ってました。長尾先生を陰ながら応援していて、ＲＫ様のことを知りメールを送らせていただきました。ぜひイベルメクチンをお譲りいただけますようよろしくお願いいたします」

「イベルメクチンの無償配布の記事を神様からの奇跡の贈り物のような思いで拝見しました。私の次女が1週間ほど前に感染し、自宅療養を続けておりました。39度を越える高熱で苦しみ昨日やっとホテル療養の許可がおりて、歩くのもままならない体でホテルに入りました。次女は、長女とアパートで2人で暮らしていて、自宅療養の間、感染に細心の注意を払いながら長女が次女の看護をしてくれていました。その長女も昨日から喉の痛みを訴えています。
　私は近くに暮らしていながら、娘たちに必要なものを届けることしかできないもどかしさと辛さで胸が締め付けられる日々を送っております。イベルメクチン無償配布をしてくださること、暗闇の中で光を見つけたようで、涙があふれて止まりません。ただただありがたくて嬉しくて。どうか、娘たちにイベルメクチンを分けてくださいますようお願いいたします」

「親しい友人の旦那様がコロナに感染し、肺炎で重症化しているとの連絡を昨日受け、ネットで治療法を検索し、イベルメクチンを見つけましたが届くのに数週間かかるとのことにがっかりしておりましたところ、リチャード様のブログを拝見しメールをさせていただきました。もし、まだお手持ちの薬がありましたら、分けていただけると幸いです。初対面で図々しいお願いですが、どうぞよろしくお願いいたします」

さて、こんな切羽詰まった状態の人たちに、多くの同志たちが備蓄したイベルメクチンを分けて差し上げようと動き出した。私のブログで、私を含めた「備蓄者のメルアド」を公開し、希望者からのメールを受け付ける。そして、状況に応じて4～6錠程度を無償で提供する。お金は一切取らない。取ってしまえば、薬機法（医薬品、医療機器等の品質、有効性及び安全性の確保等に関する法律）に抵触してしまう。

回復の体験例が続々と届いた！

イベルメクチン配布の効果は、ほんの数日で、明らかになる。

「リチャード・コシミズ様へ　A市のKと申します。イベルメクチンの早急のご対応、本当にありがとうございました。

8月30日にはイベルメクチンが届きました。さっそく、14時に飲ませていただきました。8月25日発熱、8月27日陽性判定となった次男25歳。8月25日発熱（38・5℃）、長女18歳（本日31日陽性判定）。本日31日、次男は熱も下がり咳も止まり倦怠感もなくなり、5日ぶりにべッドから起き上がりゴソゴソと動き始めました。長女も平熱となり、もう学校のリモートを受けております。びっくりしています。

本当に温かいご支援ありがとうございます。イベルメクチン本当にすごいです。感謝」

「コシミズ様　大変お世話になっております。コロナ患者の父親を介護しながら〇〇の仕事に追われ、なかなか連絡できず申し訳ございません。ご心配いただいているといけないと思い、途中経過ですが報告いたします。

まず、父親が90歳と高齢で、25日夜（イベルメクチンを頂く前夜）に39度の高熱。20日〜25日まで咳止めや熱さましなどの対症療法の薬を服用するが効果がみられず、という点から、主治医からステロイド系薬剤（プレドニン錠剤５㎎：炎症やアレルギーを抑える副腎皮質ホルモン剤）の服用を強硬に主張されてしまいました。そのため、朝晩：プレドニン、咳止め、解熱剤、胃薬。昼：イベルメクチンのみ（プラス時々亜鉛サプリメントなど）という形で主治医と折り合いをつけるほかなく、他薬剤との併用になってしまった点はご容赦いただけましたら幸いです。

ちなみに26日はイベルメクチン受領後15時過ぎに父親に服用させ、夜中に熱を測ったところ38・2度でしたのでプレドニン等を服用。その後父は12時間くらい寝ておりました。27日昼近くに父が起きたので検温したところ、熱が36・7度と平熱に戻っておりました！　ちなみにこのときの酸素飽和度は93でした（それ以前の数値とほぼ同じです）。以後昨日（8月31日）まで、父の体温はほぼ36・7度を維持しております。

また、今も咳は出ますが頻度は3分の1くらいに減少しました。プレドニンとの相乗効果、という可能性はあるかも知れませんが、これほど即効で熱が下がったのはイベルメクチンの威力が大きいように思います。コシミズ様には改めて感謝申し上げます。もうしばらく父の容態を観察した上で、改めて何か報告させていただけましたらと考えております。引き続きよろしくお願いいたします。H、２０２１年9月1日」

熱が下がり、仕事に復帰できた

「8月26日（木）こんばんは。夜分に失礼いたします。今月19日にコロナ陽性が判明し、今に至るまで回復の兆（きざ）しがありません。毎日のように熱が上がったり下がったりで、当然病院からも保健所からも意味のない対症療法のみで、仕事復帰もできるかどうか不安です。ぜひこの不安な毎日から解放される日を夢見て、藁（わら）にも縋（すが）る思いでメールを送らせていただきました。ご多忙な毎日をお送りかと思いますがよろしくお願いいたします。

8月30日（月）　ご多忙の中、失礼いたします。イベルメクチン無事に届きました。そして使用した結果をお伝えいたします。19日に発症してから時間が経過しており、効くのか不安はありましたが、27日夕方に使用し、翌日28日には見事に熱が下がりました。正直驚きました。熱もそうですが、鉛のようだった身体（からだ）が急に、解き放たれたかのように軽くなり、正常に近い状況になったことが一番驚きました。現在は平熱に戻り、保健所から許可が下りれば、明日から仕事復帰できます。先生には本当に感謝しかありません。

ご多忙の中、見ず知らずのわたしの願いを叶（かな）えていただき、労力をかけさせてしまい本当にすいません。心から感謝しております。先生から頂いた、直筆のこの封筒は一生の宝物にしたいと思います。本当にありがとうございました」

「コシミズ先生、いつも動画を拝見しております。先日フェイスブックにて友達申請させていただいたＭＹと申します。実は5日ほど前から私の兄がコロナで39度以上の熱が続いており、咳も酷（ひど）く、呼吸もかなり浅くなってきました。全く回復する気配がないのです。わらにもすがる思いでメールしました。イベルメクチン善意のマルチ商法をお願いできますでしょうか？

今まで落ち着かずご連絡遅くなり申し訳ありません。本日受け取り、早速2錠飲ませました。すると熱も37度台まで下がり、ひと安心しております。引き続き明日明後日2錠ずつ飲ませようと思っております。兄は40歳ですが、39度の熱が5日間続いており呼吸もままならなかったので、命の危険も考えました。先生に頂いたイベルメクチンのおかげで九死に一生を得たと思っております。本当にありがとうございました」

「リチャード・コシミズ様へ　〇〇市のKと申します。イベルメクチンの早急のご対応、本当にありがとうございました。

届きました、9月1日から3日間飲ませていただきました。8月25日に陽性判定となり、8月25日発熱37・8度。その後、自宅療養、保健所からの連絡なし。2日目に、熱も下がり倦怠感もなくなり、味覚異常も治まってきました。身体から出ていた、何とも言えないケミカル臭もなくなりました。若干の味覚異常は残っていますが、亜鉛を摂取していこうと思います。

本当に温かいご支援ありがとうございます。イベルメクチンの効果、半信半疑でしたが、効きました」

「善意のイベルメクチン・キャンペーンで救われた者として、経緯を書かせていただきます。

①　9月13日（月）発熱が続いていた母親がＰＣＲ検査の結果陽性となり、保健所からは自宅で待機してくださいと伝えられました。9月14日（火）終日発熱が続く（38度）（この日に母が感染していることを電話で知りました）。9月15日（水）早朝、九州の善意のキャンペーンをなさっておられましたMさんへメールを送りました。電話を頂き詳細をお伝えしまして、イベルメクチンを送っていただきました。母は終日発熱が続く（38度）、9月16日（木）お昼過ぎにイベルメクチンが届き、実家に行き母に説明して飲ませました。発熱は終日続いていましたが朝から少し体温は下がっておりました（37度中ほど）。この日よりイベルメクチンの服用を続けました。

②　9月17日（金）終日発熱は続いてました（37度中ほど）。9月18日（土）夕方に平熱（36度）になりました！

母が言うには『肺炎の症状はないけど、とにかく体がきつかった』とのことでした。明日も念のため服用させて、週明けにこの後の対応を病院と保健所に連絡するとのことです。九州地方の善意のキャンペーンのMさん、本当にありがとうございました！　またコシミズさまも情報をお教えいただきありがとうございました」

みるみる快方へ向かう多くの声に驚いた

「リチャードコシミズ様　こんにちは　自分は千葉県在住の58歳男性です。ファイザーなどのコロナワクチンは打っていません。

9月10日にコロナ陽性と診断され自宅療養になりました。持病がありまして糖尿病と高血圧です。熱が下がらずロキソニンや風邪薬を服用しましたが3日たっても症状が変わりませんでした。そんなときにイベルメクチンの無料配布をネットで知りましてダメもとで申し込みました。

M様というとても親切な方から5日分のイベルメクチン5錠を頂き1日1錠寝る前に服用しました。自分の平熱は36・5度ですが服用前は39度〜40度でした。初日はほとんど効果は感じられませんでしたが3日目から熱が下がりだしました。現在5日目ですが36・5度の平熱に下がりました。熱が下がったためか食欲もあり体調もいい感じです。個人差はあるかと思いますがイベルメクチンは効きますから、もっと病院で処方をすすめればいいと思うのですが変ですね。

今回は本当にありがとうございました。KB」

「9歳の娘が18日より38度から下がらず、解熱剤を使っても一時的には下がりますが、ぶり返していました。こちらのブログを以前より拝見していましたので、病院等は受診していません。コシミズさんを、師匠と崇(あが)める知人より、イベルメクチンを頂き、19日夕方に娘に飲ませたところ、18、19日と下がらなかった熱が20日起きたら下がっていました！

検査してないので、コロナか否かわかりませんが、解熱剤でも下がらなかったのに、すごい！　かなりぐったりしていた娘も、すこぶる元気です。ワクチン接種なしの主人も、先週より頭痛と目の痛みを訴えていましたので、娘と一緒に飲ませました。主人も頭痛と目の押されるような痛みがなくなった！　と言っています。ありがとうございました」

「月曜日夜から38度超の発熱。具合が悪すぎて動けず、親友にその旨連絡したところ、雨の中、イベルメクチンと各種ビタミン剤、パルスオキシメーターを持って駆けつけてくれた。感謝以外なし。イベルメクチンを飲んで寝たところ、次の日の朝には37度前半に（解熱剤服用無し）」

「リチャード・コシミズ先生　このたびは昨日夜に普通の人に戻れました。先生から頂いた12mgのイベルメクチンが水曜日（15日）に届きました。

今は船橋保健所より自宅療養解除が出て普通に働いているのですが、その日はまだまだ肉体疲労および倦怠感がまだまだまとわりついていました。早速就寝前に1錠、木曜日の起床時に1錠服用しました。最初の1錠の服用は夜の8時でしたが、わずか2時間で体が軽くなって、翌日2錠目を服用して出社したら、普通に仕事ができました。

金曜日は特に服用はしていませんが、病気の主な症状である発熱、咳、痰の症状は消えました。土曜日はなぜか高校時代の友人が、メルク社のストロメクトールの3㎎を1粒くれたので、飲んでみました。もうこの時点で先生のご著書が正しいと確信しました。まずはお礼まで。WN」

「ひどい下痢をした後、10日間ほどして倦怠感・めまい・背中や腎臓のあたりの痛みが出てきたので、すぐにイベルメクチンを飲みました。服用した次の日に呼吸が苦しくなってきたので、イベルメクチンを5日間ほど飲み続けたところ、症状がみるみる良くなっていきました。現在、呼吸が苦しくなってから約2週間が経過しましたが、もう大丈夫と思えるくらい回復しました。

今回はイベルメクチンを分けていただき、本当にありがとうございました。イベルメクチンがなかったら、間違いなく入院になっていたと思います。リチャード・コシミズさんの善意に心から感謝いたします。どうもありがとうございました」

感染初期ならさらに有効

新型コロナの感染初期ならば、イベルメクチンの投与でてき面の効果があるとは聞いていた。だが、実際にイベルメクチンを使った方たちからのフィードバックは、驚愕（きょうがく）の結果を伝えてくれた。新型コロナという厄介な病気が、イベルメクチンの前では、実に御しやすい、あまり深刻ではない病気だったのだ。発病から8日経っていても、薬は効果を十分発揮する。90歳の高齢者でも、肺炎に移行することなく生還する。いったん熱が下がると、病気は完治してしまう。すぐに日常生活に戻れる。

コロナ、コロナと大騒ぎして、患者はみな入院させてきた過去の手法は、明らかに無駄だった。入院したところで、使える薬剤を使わず、酸素吸入だけして、あとは自力で回復させる。運悪く重症化すると、ＩＣＵに入れられ、肺炎が進行すると、最終的にはＥＣＭＯ（エクモ）につながれる。1カ月以上、真っ白になった肺は回復せず、結局、命を落とす。入院から死亡まで2カ月。その間、家族と会えず、やっと会えたときには、患者は死体袋の中だった。運よく生還しても、重篤な後遺症が付きまとう。ベッドから起き上がれない。仕事に戻れない人も多い。

こんな悲劇は、回避できる悲劇だったのだ。90歳のおじいちゃんも、イベルメクチン投与で、

ワクチン接種後の副反応で、病院が患者でいっぱいであることをカナダの国会議員が記者会見で暴露。

Canadian MP Reveals Hospitals Are Filled With Already Vaccinat…
Independent MP Derek Sloan holds a news conferen…
freeworldnews.tv

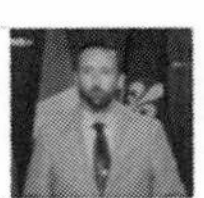

５日間続いた39度の高熱が、イベルメクチンを服用させたら一晩で解熱。重症化の手前で、Ｕターンして帰ってこられるのだ。

長尾先生の主張される通り、新型コロナを現在の２類から５類に分類を落とし、イベルメクチンを市中のクリニックで処方できるようにすれば、人類は、容易に新型コロナをコントロール下に置くことができる。初期に回復させてしまえば、感染者の持つウイルス量が少なくなる。新型コロナは、急速に感染力を失い、沈静化されていく。

イベルメクチンを採用したインドのデリーやペルーなどの国では、ほんの１、２カ月で、新型コロナの感染者数がほぼゼロになっているのだ。これらの国のように、イベルメクチンを薬局やネットで簡単に買えるようにすれば、医者の診察すら不要かもしれない。

感染者に簡単にイベルメクチンが渡るようにしておけば、ＣＯＶＩＤ－19（新型コロナ感染症）など、とるに足らない軽い病気なのだ。早いうちに完治すれば、後遺症も回避できるようだ。そして、なによりも、イベルメクチンは効かなかったという報告が皆無なのだ。

イベルメクチンを普及させることで、人類は、コロナ禍から即刻脱却できる。こんなに使い勝手のよい、スーパー特効薬を、なぜ、使わせないのか？　それが、本書が解明すべきテーマである。そして、もちろん、明快に謎を解いてみせる。鍵は、「ワクチン」接種である。ワクチン以外にコロナに対処する方法があると困る人たちがいるのだ。

3．ワクチン接種とイベルメクチン

ワクチンの副反応で苦しむ声が増える

ワクチン接種が進行するにつれて、副反応が問題になってきた。厚労省のデータでは、2021年11月12日時点で、1359人が接種後に亡くなっているという。だが、厚労省は、ワクチン接種との因果関係を認めてはいない。しかも、死亡者の実数は、10倍以上いるが、看取った医師が、ワクチン関連死として届け出しないままになっている。実は、ワクチンの副反応は、コロナウイルス感染よりも、より深刻な事態を引き起こしているのだ。

私、RKに報告されたワクチン副反応の実例をご紹介しよう。

「はじめまして、突然のメール、失礼します。私は、8月8日、2回目のワクチン接種してから、身体が日常生活できないほど、倦怠感、味覚障害、不安障害に悩まされております。そのため、イベルメクチンを飲むべきかを調べておりました。

病院は、全然対応してくれず、費用の高い検査ばかりしてくれますが、どこも異常なしで、カロナール（解熱鎮痛剤）だけの処方で、放置状態でどんどん悪化してる状態です。もし、イベルメクチンを飲んで、ワクチン後遺症も楽になるのなら、飲みたいと思っております。

購入の仕方もわからなく、個人購入しても、数週間かかると聞いたもので、すぐに買えるところなど、知っていましたら、教えていただきたいです。今は、無料提供されていないようなので、購入できるのでしょうか。イベルメクチンを飲むべきか？　購入するには、どちらで、急ぎで買えるのかなど教えていただけたら、幸いです。お返事お待ちしております。切実に、困っております。このままだと、身体障害者になってしまうのか、不安でたまりません」

「はじめまして!!　ニコニコ動画の方から初めて拝見いたしました。イベルメクチンについて驚かされることが多くネットを探してみたのですが売り切ればかりで、先生から購入は可能ですか。

実は旦那がワクチン接種をしてから私も子供たちも頭痛が止まらなくて……。今週、私の知人は接種後に耳から血が枕を濡(ぬ)らすほど出て、今は歩行困難になってます。病院に行くと三半規管の異常とのことですが、学生時代から風邪ひとつひいたこともなく健康診断も毎年オール

Aの子だったので、せめてその子と自分の子供たちに何かできないかと、先程（対処法、違ってたらごめんなさい）空気清浄機を購入してきました。これで頭痛、倦怠感がとれるかはまだわかりませんが未来のある子たちに何かできればとすがる思いで連絡させていただきました。正直、気が動転していて、文章もですが内容にも失礼なものがあるかもしれません。つたない文をお読みいただき感謝します」

ワクチン後遺症にも有効な体験例あり

ワクチン後遺症に悩む人たちにも、我々はイベルメクチンを提供した。

「ワクチン2回目を、7月初旬に終えた知人へのイベルメクチン投与に対しての報告をいたします。その人とは8月19日に面談し、独特のケミカル臭を感じましたので、ワクチン接種者と即断定できました。そもそも、その人にイベルメクチンを勧めようと思い面談に行きましたので、ある意味これも幸いでした。スパイクタンパク等々の話をし、すぐに治療しなければ手遅れになることを順に説明し、理解させました。

その時点の症状は、体全体の倦怠感と視力の異常でした。その場で、イベルメクチンでの治療を教え、即実行するように勧めました。8月23日、同氏と面談してきました。私の推奨どおり投薬をしていました。状態を尋ねたところ、倦怠感および視力への異常は皆無になったとのことで、感謝の意を頂きました。このことから、ワクチン2回接種者にもイベルメクチンが効くことがわかりました。イベルメクチン最強です！」

ワクチンこそが人工ウイルスだ

コロナワクチン接種者には、急に視力が落ちた人、失明した人が多く見受けられる。ワクチン接種により、体内で、スパイクタンパクが産生される。結果、体中の毛細血管で血栓症が生じる。つまり、血管が詰まる。眼球では、網膜静脈閉塞症（もうまくじょうみゃくへいそくしょう）が生じ、視力が落ち、時には失明する。眼科に行っても、眼科医は、コロナのこともスパイクタンパクのことも知らない。もちろん、イベルメクチンなど見たことも聞いたこともない。よって、患者は無駄な対症療法しか施されず、視力は戻らない。イベルメクチンを1錠飲むだけで視力が戻るというのに。とんでもない健康ロスである。

コロナのために飲んだ薬のはずが、ワクチン副反応にも効果がある。これはどういうことか？　おそらくウイルスとワクチンが同じ構造なのだ。後者は、いわば、人工ウイルスなのだ。

ワクチンは、人類をコロナ感染から予防するはずが、実は、人類を殺してしまう厄介者だったのだ。

「8月25日にGメールにて送信させていただきました、YDと申します。昨日の接種後、39度近くの熱と左腕の痛みと挙上制限が起きました。今後の血栓による心臓疾患や眼底出血に怯(おび)えています。厚かましいお願いですがイベルメクチン数錠お譲りくださいませ。よろしくお願い申し上げます。住所：大阪市N区YD。

8月30日にイベルメクチンが到着し、帰宅後、18時30分に服用しました。熱は8月28日に36・4度まで下がっていたのですが、頭痛と打った右腕三角筋の上部の異様な痛みと張りがずっとあったのが服用後の翌日朝にはなくなっていました。

用心のため、1日おいてもう1錠服用しました。今は全く何事もありません。リチャード先生、本当にありがとうございました。また家内にもすぐイベルメクチンを送付してくださりありがとうございました。会社のワクチン接種した同僚たちは2回目の方が高熱と倦怠感、ふらつきが強烈だと申しています。2回目接種後服用の経過を報告したいと思います。ちなみにワクチンはファイザー製です」

「イベルメクチンを頂いたお礼と報告。9月5日、イベルメクチンを分けていただきありがとうございます。同調圧力に負けての接種後、謎(なぞ)の湿疹(しっしん)。だるさや身体の熱さ、腕の痛み、かゆみ、たくさんの汗が出まして眠れませんでした。RKさんからお譲りいただいたイベルメクチンを服用しましたら次の日からかなり回復しました。現在は少し腕が痛い程度ですが、かなり改善しました。本当に感謝。ありがとうございました」(広島県S市Sさん)

殺人ワクチンで不正出血の女性多し

「イベルメクチン報告。私の父親は85歳になります。ワクチンを2回接種しました。そのころ、私はワクチンがまさか殺人ワクチンとも全く知りませんでしたが、初めから、打たない派でした。リチャード・コシミズさんのことを友人から教えてもらい、殺人ワクチンのことを知り、すぐにイベルメクチンを取り寄せました。

父親85歳と母親80歳は、ワクチンを2回接種してました。理解のない親に何とかイベルメクチンを飲まそうとして、目がつぶれて見えなくなるぞと言って私の言うことを聞かせ、すぐに3日連続1錠飲ませました。

それから2週間くらいしましたら、父親は咳は、なかったのですが、目まいと熱が40度も出て動けなくなりました。それですぐに夜にイベルメクチンを1錠飲ませました。一夜にして熱も下がり35度6分になり命を取り留めました。翌日には、父親は買い物に出掛けてお礼に米30キロもらいました。ワクチンを接種していても事前にイベルメクチンを飲ませていたので咳が出なかったのだと思います」

「いつも大切な動画を配信いただきまして、誠にありがとうございます。
母68歳が、8月までにワクチン接種を2回終えてしまい、9月15日から急に体調不良で頭痛と不正出血の症状が現れてしまいました。それで産婦人科へ行ったところ、子宮頸がんの疑いがあると言われ膿も出ていて『なぜもっと早く来なかったのか？』と医者に告げられ　現在、精密検査　結果待ちの状況です。
母は、年1回程度、不正出血のような症状が、あったかもしれないと言っていますが、私はワクチンの副反応ではないかと疑っています。今すぐイベルメクチンを勧めるべきでしょうか？」

この68歳のお母さんの「不正出血」は正確には、卵巣出血であろう。ワクチン接種で、スパイクタンパクが体内で産生され、卵巣に多く蓄積する。そのため血栓症を引き起こして、出血させる。それが女性特有の「不正出血」に見える。そして、医者は、子宮頸がんではないかというが、がんであったとしても、ワクチン接種に起因する免疫不全の結果であろう。

普通の医者は、スパイクタンパクが血栓を作ると知らない。ワクチンががんを誘発する恐れがあるとも知らない。

このお母さん、我々の提供したイベルメクチンで回復したであろうか？　ワクチン副反応で「生理が狂った」と愁訴する女性が多い。それは、生理不順ではない。内出血だ。放置すれば、不妊症になりそうだ。早急にイベルメクチンで手当てすべきであろう。後述するビル・ゲイツをはじめとする人口削減論者にとっては、得がたい攻撃手段であろう。

「ワクチン被害」＝「スパイクタンパクの産生」をも抑える

ネット上の人たちは、イベルメクチンの効能が、ワクチン後遺症にまで及んでいるとよくわかっている。接種の後から服用しても効果はあるが、接種前に服用してしまう方がベターなようだ。

我々に「これから同調圧力で、接種をせざるを得ないから、その前にイベルメクチンを融通してくれ」と多くの方から依頼があった。この方々にも、我々はイベルメクチンを数錠ずつ提供した。その結果はどうなったのか？「接種後、何も起きなかった」という報告が数件あった。その他の方たちからはフィードバックがない。なぜか？　副反応も後遺症も起きないからだ。イベルメクチンは、ワクチンが仕掛ける「スパイクタンパクの産生」自体を阻害してしまう。体内で、スパイクタンパクが増えるのを最初から止めてしまうのだ。だから、ワクチン接種者の80％に起きるという「異変」が何もない。

接種前の服用で副反応も軽減した

「コシミズ先生のブログをいつも読ませていただいております。コロナワクチンについて、職場の同調圧力が激しく、やむなく接種を行いました。先生の5月のブログで、『イベルメクチンはワクチン接種にも効果があるかも』という書込みを読み、個人購入でサンファーマ製のイベルメクチンを購入し、接種前に服用することにしました。

1回目の接種では（7月）、接種前日夜に6㎎×2錠を服用し、副反応なし（患部の痛みが2日間のみ）でした。体温も36度台で平熱でした。

2回目の接種（9月11日）では、前日夜6㎎×2錠に加え、不安があり当日夜も念のため6

mg×2錠服用しました。すると当日も、翌日も副反応が全くありませんでした！　体温も2日とも36度台で平熱でした（今回も患部の痛みが2日間あったのみ）。

イベルメクチンは本当に素晴らしい効果があると思います。周囲にも、この効果を広く伝えていきたいと思います。コシミズ先生、有益な情報をお伝えいただき、本当にありがとうございました。心よりお礼申し上げます。先生の今後のご活躍をお祈り申し上げます」


「おはようございます。朝早くから、失礼いたします。先月にイベルメクチンをお送りいただきました大阪市在住のFZと申します。コロナワクチン接種（ファイザー製）が済みましたので、経過報告させていただきます。

9月18日と10月9日に接種いたしました。両日の朝食後にイベルメクチンを服用し、接種に臨みました。その後、発熱や頭痛、倦怠感もなく、ただ接種した所が少し腫（は）れて違和感を感じたくらいで済みました。イベルメクチンを服用したおかげだと思っております。会社の同僚や知り合いの女性は、高熱が出て食事もできず、また腕の痛みで一晩中眠れず会社を2日間休んだそうです。私は何事もなく、今も過ごさせていただいております。本当にありがとうございました」

ワクチンを打った人は、2~5年以内に死ぬことになる。世界的権威が、そろって、そう、警告している。現実に、体内で、スパイクタンパクが増え続けるようにワクチンは設計されている。従って、誰もが血栓症を発症して、脳溢血（のういっけつ）や心不全で亡くなることになる。接種回数や内容物によって、発症時期は異なってくると思われるが。しかし、イベルメクチンが歯止めになるならば、人類の未来は大きく変わってくる。

そして、ワクチンで人類に危害を加えようとする人たちの思惑を粉砕する。

4．シェディング（ワクチン接種者が毒を撒く⁉）との究極の戦い

接種者がスパイクタンパクを伝播する「シェディング」

ワクチンを接種した人の体から、スパイクタンパクと思しきものが漏出し、周囲の接種していない人に悪影響が出る。この「シェディング」と呼ばれる伝播障害は、確実に起きている出来事である。医療施設や介護施設で働く人たちは、毎日、多数のワクチン接種者と接する。湿疹や帯状疱疹、不正出血、蕁麻疹などが生じる。イベルメクチンを連日投与することで、なんとか、被害を軽減して仕事を続けている。そんな苦境にある人が多い。そして、今後、飛躍的に増えていくだろう。シェディングに対しても有効と思われるケースをいくつか紹介する。

「コシミズさんの動画、今日ニコニコ動画で初めて見て、とても共感しました！

毎週通うジムの後、決まってムズムズかゆみが始まり、ひどい発疹に悩まされています。こ

の夏、ジム仲間（10人ほど）が続々ワクチンを打ち始めたあたりからなので、シェディングなのかもしれません。もともとアトピーなので、顔の単純ヘルペスがカポジ様まで酷くなったり、肌のブツブツが身体中に多発、異常な免疫状態に陥ってます。このような状態で使用しても効きますか？　主人は良い人過ぎてシェディングも理解してくれず、『陰謀論とかに引っかかって騙されるぞ』と私を諌めにかかるばかりです」

「8月26日（木）。コシミズ様、先ほどブログの方にコメントを書かせていただいたものです。(10日ほど前、サウナに入ったその夕方に手に内出血。その後、蕁麻疹らしきものが腕と背中に発生）ワクチン・シェディングかと心配です。家内と2人暮らしですが、家内も膠原病（SLE）を患っています。

その後、イベルメクチンの入手方法があると知り、メールをいたしました。具体的にどうすればいいのか教えていただければ幸いです。ご多忙のところご迷惑おかけしますが、よろしくお願いします」

「コシミズ様、この度はお忙しいところ自分のために貴重な労力と時間を割いていただきありがとうございました。先生から頂いたイベルメクチンを、最初の日に朝晩1錠ずつ、その後は

1錠ずつ飲んでみましたが、あまり変化はありませんでした。皮膚科に行ったところ、蕁麻疹の一種といわれ、抗ヒスタミンの飲み薬を頂いて服用しましたがコレも効き目がないようです。幸いなことに急激に大きく広がることはないのですが、心配です。もし何かいい方法等ご存じでしたら、お教えいただければ幸いです。

自分もいろいろ調べて、重曹やクエン酸、亜鉛、松葉茶、N-アセチルシステインとか5-ALA、グルタチオン等を購入して試しています。今のところ効果は出ていないようです。何か効果がありましたら、ご連絡いたします。以上、ご報告まで。先生のますますのご活躍を祈願しています。W」

「このたびはイベルメクチンの無料配布キャンペーンで分けていただいて本当にありがとうございました。

私はワクチンを打っていませんが、仕事柄ワクチンを打った人と濃厚接触が多いのです。寝ても寝ても体が重くてしんどかったのですが、イベルメクチンを飲んだ数時間後から元気になって来たのが自分でもわかるくらいでした。

伝播障害というのがあると聞いていましたが正直半信半疑でした。まさか自分に伝播障害が出るとは思っていませんでしたが、地元のクリニックの先生に伝播障害の可能性が高いのでイベルメクチンを飲んだ方が良いと言われて1錠飲んだらみるみる体が軽くなりました。本当にありがとうございます。個人輸入でイベルメクチンの注文をしているので届いたら困っている人を助けますね」

「地元のクリニックの先生に伝播障害の可能性が高いのでイベルメクチンを飲んだ方が良いと言われて1錠飲んだらみるみる体が軽くなりました」とは、いささか驚きである。そこまで、コロナワクチンのことがわかっているドクターがおられるとは！

一方で、「イベルメクチンなんて効かないですよ」「服用したら、死ぬでしょうね」「馬のイベルメクチン服用で人が亡くなっていますよ」といった罵声（ばせい）を浴びせてくるドクターもいる。そんな決めつけを信じてしまった患者さんは、救われない。ところで、イベルメクチンのシェディング対策効果は、個人差が大きいようだ。今後のデータ集積、対処法の確立が必要だ。

非接種者のＤＮＡも書き換わってしまう⁉

ワクチン・シェディングの怖さは、非接種者に、接種者の出すスパイクタンパクでＤＮＡの書き換えが行われてしまうことだ。ワクチンを打ってもいないのに、打ったのと同じようにスパイクタンパクを産生してしまうようになるのが恐ろしい。

介護施設のデイケアのお風呂に入れると、おじいちゃんは、蕁麻疹だらけになる。お風呂に溶けだしたスパイクタンパクの「浅漬け」になって帰ってくるのだ。ワクチン・シェディングについては、イベルメクチンだけで対応できるかどうか、まだ、わからない。他の薬剤との併用など、対策が必要だ。この対策に失敗すると、大変なことになる。

これからの人類は、3種類に分類される。①コロナ感染者とその回復者、②ワクチン接種者、③ワクチン非接種者の3種である。前2者は、どちらにしろ、スパイクタンパクの攻撃を直接受ける。3番目の非接種者であってもシェディングのかたちで攻撃を受ける。人類にはこの3種類しかない。つまり、誰もが、スパイクタンパクの攻撃に晒(さら)される。何も策を講じなければ、誰もが、最終的には死ぬことになる。

さまざまな試みが行われている。イベルメクチンだけでは足りない。抗マラリア薬のヒドロキシクロロキンとの併用を唱える人がいる。亜鉛も添加した方がいいと主張する。亜鉛は、RNA依存性RNAポリメラーゼの活性を直接阻害して、ウイルスゲノムRNAの複製を抑制し、ウイルス粒子の複製を阻止すると言われている。そもそも、イベルメクチンを常用する人の多くは、亜鉛とビタミンDの併用を心掛けている。

ワクチン・シェディングの対策を講じていくうちに、光明は見えてくるのだろうか？　世の中が、イベルメクチンの有効性に気づいて、ワクチン接種者が早期にイベルメクチンを服用してくれれば彼らの体から出てくるスパイクタンパクは減るのではなかろうか？

それにしても、「彼ら」は、逃げ道のない生物兵器攻撃を仕掛けてきたのだ。最終的には、5億、10億の例外を除いて、人類は死に絶える。そこまで到達するべく、用意周到な準備をしてきた結果のコロナワクチンテロとみる。

ウイルスだけで殺せる数は、世界で、せいぜい数千万人だ。だが、ワクチンを打った人とその周辺の人が皆、殺せるなら、死者は何十億人にもなりうる。第3章で詳述するが、ビル・ゲイツたちは、そんな皮算用で、コロナ戦争を始めた。だが、もはや、この戦争の「完全勝利」はなくなった。誰が阻んだのか？　イベルメクチンである（アフリカ、中近東はイベルメクチンのおかげでほぼ無傷である）。

5. イベルメクチンでコロナ感染予防

安価なイベルメクチンでコロナ禍は解決する

イベルメクチンキャンペーンの最後のカテゴリーが「感染予防」である。我々のイベルメクチンキャンペーンに応募してきた人の半分以上が、「感染予防」のために希望する人たちであった。彼らは、イベルメクチンが抜群の感染予防効果を持つと知っていたのだ。彼らに薬を渡した結果は、どうだったのか？　ほとんどフィードバックはない。誰も感染していないから、報告もないのだ。

そもそも、COVID－19対策で、イベルメクチンが注目を浴びたのは、その「感染予防」能力がゆえであったのだ。新型コロナへの医療体制が脆弱で、コロナが蔓延するであろうと予測されたアフリカ大陸と中南米で、奇妙な現象が起きた。アフリカ中部と南米大陸には、コロナの感染爆発が起きていないのだ。その原因を探る人たちは、BCGの接種の有無が原因かと疑った。だが、ＢＣＧは全般的な説明にはならない。

日本人の市井の人物が、イベルメクチンによるオンコセルカ症の予防投与が行われている国で、コロナ感染がほとんど見られないことを発見した。

それ以来、多くの医療機関がイベルメクチンを感染予防に採用し、顕著な成績を上げてきたのだ。イベルメクチンを年に1回投与するだけで、アフリカ中央部のコロナ禍をほぼ発生させないままになっている。これが事実なら、コロナ感染対策を大きく変換させるべきではないのか？

イベルメクチンを予防投与するだけで、コロナ禍を抑え込むことができる。25年以上の歴史を持ち、副作用がほとんどないとわかっている薬。39億人が過去に服用して安全性はわかっている。

普通に考えれば、さまざまな問題を包含するワクチンを感染対策に使うよりも、世界中で製造されていて、どこでも手に入る、安価なイベルメクチンをコロナ禍の解決策として即刻採用すべきではないのか？　それだけで、コロナ禍は解決するであろうに。

イベルメクチン反対派の声ばかりがニュースになる

イベルメクチンには「反対派」が多い。ネットでイベルメクチンを検索すると、否定的な文書ばかりが引っ掛かる。

「コロナ感染予防で家畜向け薬を服用し入院する人が増加　米ＦＤＡが注意喚起」

【検証】日本政府がコロナ治療薬にイベルメクチン推奨……は誤り」

「イベルメクチン混乱劇　コロナ対策で広がる誤使用」

「コロナ治療で広がる輸入　未承認薬、厚労省　安易な服用控えて」

「イベルメクチン投与国『コロナ感染者少ない』のからくり」

「標準治療にならないアビガンとイベルメクチン、判断は妥当な理由」

といった具合で、表題だけ読めば、イベルメクチンなど危なっかしくて使えないことになる。

イベルメクチンをコロナ治療に推奨している東京都医師会の尾崎治夫（はるお）会長や、４００余人をイベルメクチンで治療してきた尼崎の長尾ドクターは、反対派の脅迫や恫喝（どうかつ）を受けている。長尾ドクターのクリニックの窓は投石で割られている。

反対派の急先鋒（きゅうせんぽう）は、ＷＨＯである。ＷＨＯは、イベルメクチンをコロナ治療に絶対採用するなと強硬に主張している。そのＷＨＯのトップ、テドロス事務局長は、ワクチン推進派の最右翼、ビル・ゲイツの右腕である。ＦＤＡ（米国食品医薬品局）もＮＩＨ（米国国立衛生研究所）も反イベルメクチンでは一致している。彼らが推すのは常にワクチンである。

要するにイベルメクチンの台頭は、ワクチンの王座を脅かすのだ。イベルメクチンが標準的な治療薬として認可された瞬間に、いまだ、治験中のワクチンは、法律上、使用できなくなるのだ。そこまでワクチンを擁護するのには、特別な理由があるのだろうか？　ある。

私、ＲＫと同志たちが行った、感染予防希望者へのイベルメクチンの配布は、感染予防することで、コロナ禍の拡大のチャンスを摘み取り、コロナ禍の自然消滅を促すという意味で、本来、国家、政府が主導して行うべき事業だったのだ。

だが、自公政権も厚労省も、危険なワクチンを普及させることしかしない。

かつて私が普及させようとしてきた抗ウイルス薬のアビガンについては、「継続審議」として結論を先送りにし、完全に塩漬けにしている。厚労省の幹部には、特効薬アビガンの認可をする気などさらさらない。

製造元のメルク社も供給せず

イベルメクチンについても同じだ。イベルメクチンの方は2020年の5月に、厚労省が先走りして、「適応外使用」を認めている。よって、もともとは駆虫薬であるイベルメクチンをCOVID－19用に転用することは、一応は、許されている。

だが、製造元のメルク社の日本法人が薬を出さない。メルク社自身は、イベルメクチンは新型コロナには効果がないとしている。だから、COVID－19用には、イベルメクチンを売ってくれない。

厚労省が使用を認め、安倍元首相や菅元官房長官がイベルメクチンの使用を政府として推進するといったんは言っておきながら、現実には政府も使用に及び腰になっている。そして、イベルメクチンなどどこかに置き忘れたかのように、ワクチン接種の推進にばかり、エネルギーを注いでいる。ワクチン中毒のごとくである。

我々がイベルメクチンキャンペーンでやったことは、予防したい人に数錠を提供することだ。せいぜい1錠100円ほどの安い薬1、

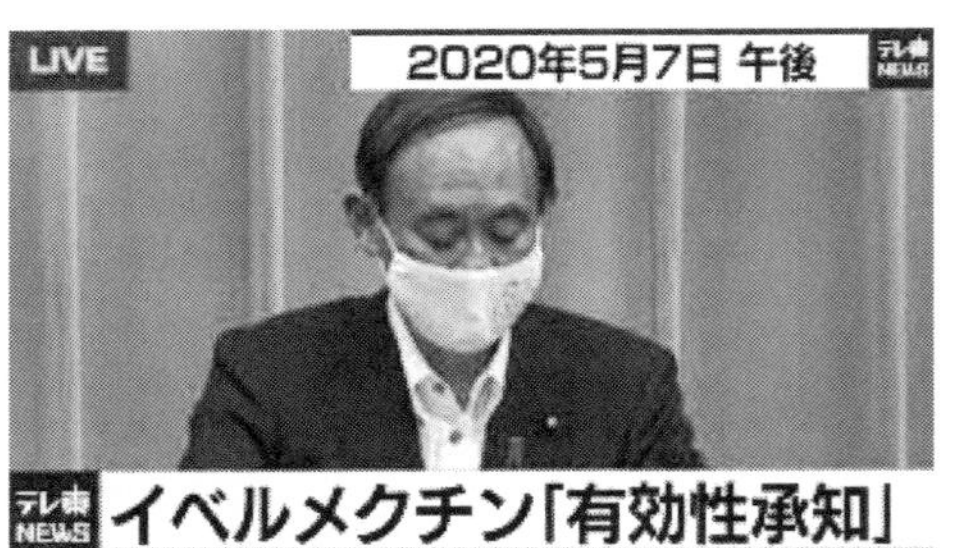

2錠で、コロナ感染を防ぎ、万が一、感染したとしても、ごくごく軽症で済んでしまう。インドやブラジルでは、薬局や通販でイベルメクチンが手に入る。服用した人は感染しないから、通常の社会生活を送ることができる。感染を心配した予防策もあまり必要ない。そして、何よりも危険なワクチンを打たないで済む。

しかし、今の日本では、たとえ、法律が許しても、イベルメクチンが手に入らない。つい数カ月前までは、数十件のクリニックがイベルメクチンによるコロナ治療をやっていた。だが、今は、イベルメクチンが全然、手に入らないという。確かに、日本国内のイベルメクチン生産能力は小さい。生産しても製薬会社にはあまりメリットがない。

だったら、盛んにイベルメクチンのジェネリックを生産している海外から調達すればいい。その通りだ。だから、我々は、個人輸入を進めたのだ。イベルメクチンキャンペーンは、諸般の事情で、いったん、小休止状態になっている。だが、一方で、我々は、さらなる在庫の積み増しに励んでいる。恐らく、２０２１年の3月～現在までで７００万錠程度が日本に入ってきていると推測される。そして、さらに、毎日、輸入量は積み上がっているのだ。

変異株とワクチン後遺症は増えていく

これから、イベルメクチンを社会全体が「絶望的」に欲しがるときが来ると予測している。コロナの第5波は、急激な感染者減少で沈静化している。だが、これで終わりではない。必ず、第6波がやってくる。コロナウイルスには季節性がある。去年同様、11月ごろから、感染者が増えだすだろう。さて、今回は、インフルエンザも絡んでくるかもしれない。否、「インフルエンザを流行させる」かもしれない。もっとも、インフルエンザにもイベルメクチンは格別に有効であるが。

11月10日付で2回目の接種を国民の8割弱が終えて（政府CIOポータルサイト）、接種者は「新たな変異株に感染してADE（抗体依存性免疫増強）が起こる」ための下地ができている。満を持して、ウイルス禍を拡大したい人たちが、特製の変異株を市中に解き放つ。接種者は、次々と未知の変異株に感染し、殺傷力の強くない弱い変異株にも抵抗力なく、重症化していく。死屍累々（ししるいるい）。これがいつ来るか？

そして、秋の深まりとともに気温が下がってくる。血栓症の傾向を持つ人たちには、いつ、脳溢血（のういっけつ）や心不全が起きるかわからない季節だ。ワクチン接種から2、3カ月たって、体内のスパイクタンパクもたっぷりと蓄積されてくる。血栓症が起きるには好都合な条件がそろってくる。

ワクチン接種者はＡＤＥか、血栓症のどちらかで、命を危険にさらすときが、この年末に迫ってくる。

イベルメクチンによるコロナ治療で大きな注目を集めている尼崎の長尾ドクターは、10月6日に更新したブログの記事で、いささかショッキングな事実を公表した。

「『コロナ後遺症外来』をやっているが、気が付けば『ワクチン後遺症外来』の方が多くなってきた。ワクチンの相談ばかりで本来の診療に支障が出る」

年末の変異株攻撃とワクチン後遺症の激増というダブル攻撃が、すでに始まっているのである。日本の医療を麻痺（まひ）させるために。

第2章

ウイルスより怖い殺人ワクチン

1. 世界一流の学者がワクチンのスパイクタンパクの危険性を警告している！

スパイクタンパク自体が毒

大阪市立大学の井上正康名誉教授は、ワクチン研究の世界的権威機関である米国ソーク研究所の発表を引用して、「コロナのスパイクタンパク質自体が毒であり、それが体内で産生されると血栓症を引き起こす可能性」を指摘している。

つまり、そのスパイクタンパクを利用しているファイザーやモデルナのワクチンを打つことで、血栓症を誘発させる恐れがあるということだ。血栓症が、脳で発症すれば、脳出血、脳梗塞、くも膜下出血を引き起こし、心臓ならば、心筋梗塞、心不全を引き起こす。どちらも日本人の主要死因の一つだ。

つまり、人間は、新型コロナに感染してもワクチンを接種しても、同じスパイクタンパクの攻撃を受けるという意味だ。そして、スパイクタンパクの産生速度の速いワクチンの方が、新

mRNAワクチン(ファイザー・モデルナ)

現在，開発が進んでいるmRNAワクチンは，脂質ナノ粒子などのキャリア分子に抗原タンパク質をコードするmRNAを封入した注射剤である。注射されたmRNAが局所の宿主細胞内に取り込まれ，翻訳されることにより，抗原タンパク質が産生され，抗原特異的免疫応答が起こる1）。

ウイルスベクターワクチン(アストラゼネカ)

ウイルスベクターワクチンは，ヒトに対して無毒性または弱毒性のウイルスベクターに目的の抗原タンパク質をコードする遺伝子を組み込んだ組換えウイルスを使用しており，ヒト体内で複製可能なものと不可能なものがある。

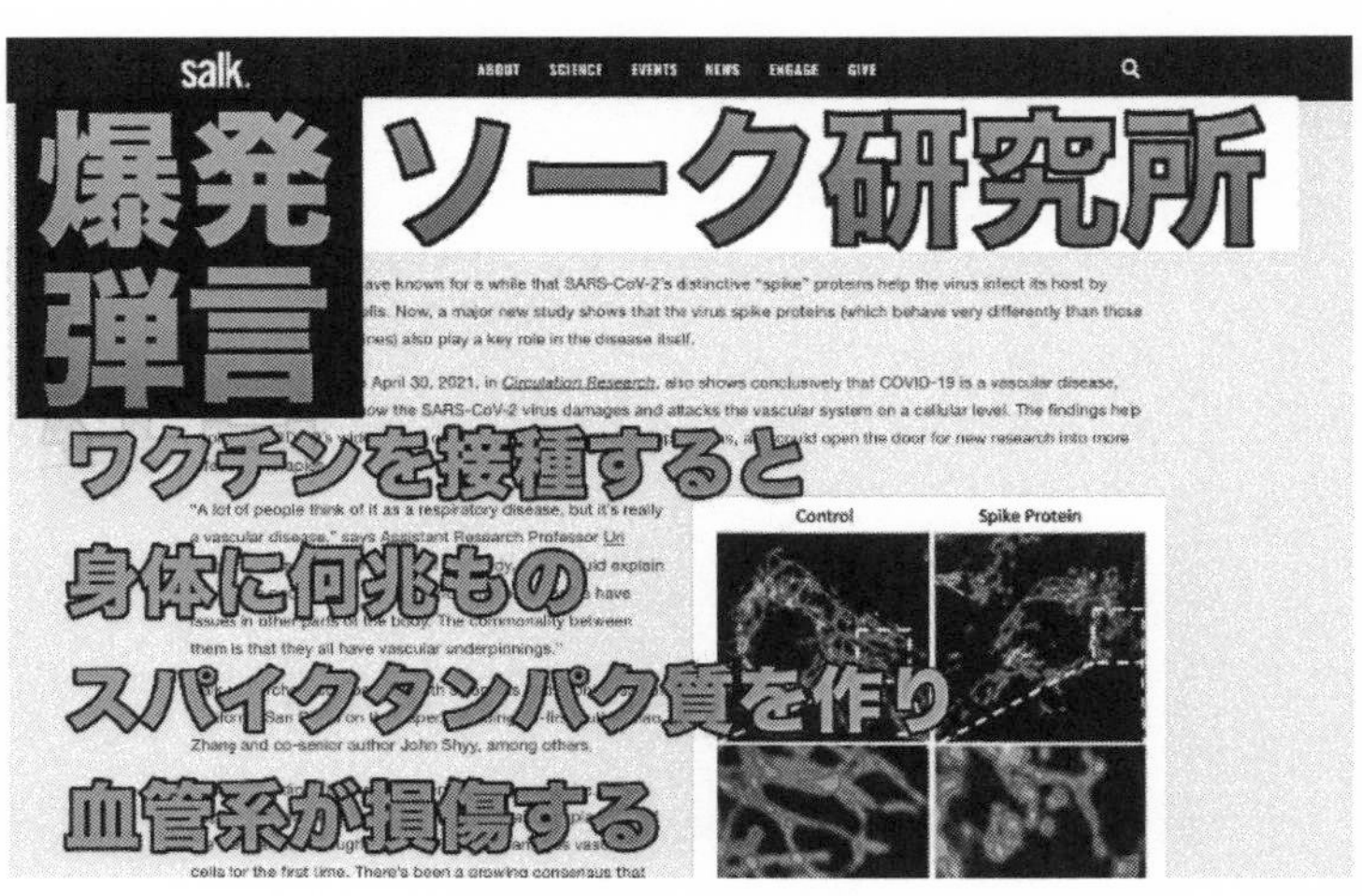

スパイクタンパクは危険！

型コロナウイルスよりも毒性が高いのだ。

井上教授やソーク研究所にとどまらず、世界中の学者が、ワクチンのスパイクタンパクに起因する血栓症に言及している。そして、ワクチン接種者の間から、生々しい血栓症の報告が山ほどある（第3章で後述）。

わが国では、2回接種後の、グレード3に該当する、日常生活に支障となるような副反応は、「疲労」が10％、「頭痛」が5％だという。これらの症状は「メッセンジャーRNAによって産生された大量のスパイクタンパクが、脳内を含む体中に血栓を作っている」と考えれば、理解できる症状だ。厚労省に報告の届いているワクチン接種後の死亡例に、くも膜下出血など血栓症関連の死因が多いのも、至極当然である。

だが、WHOも厚労省も、当時の菅首相も田村厚労大臣も河野ワクチン担当大臣も血栓症には触れなかった。絶対に触れない。なぜか？

触れたらまずいことが起きるからだ。

心臓や脳の血管に損傷を与える

もともとは、ワクチン推進派だったバイラム・W・ブライドル博士は、新型コロナ用ワクチンについては、真っ向から問題点を指摘している。ワクチンが生み出すスパイクタンパクが、心臓や脳の血管に損傷を与えるという点だ。非常に多くの権威ある学者が、同じ問題点を指摘している。

「スパイクタンパク質は、それ自体が心血管系の損傷のほぼ完全な原因です。それが循環系に流れ込むと、実際、精製されたスパイクタンパク質を研究動物の血液に注入すると、心血管系にあらゆる種類の損傷を与え、血液脳関門を通過して、脳に損傷を与える可能性があります。

(中略)

スパイクタンパク質が病原性タンパク質であることは長い間知られてきたことです。それは毒素です。それが循環系に入ると、私たちの体に損傷を与える可能性があります。

現在、私たちの体や筋肉、(肩の)三角筋の細胞はこのタンパク質を製造し、さらにタンパク質が血液循環に入るという明確な証拠があります。

循環中、スパイクタンパク質は、血小板と血管の内側を覆う細胞にある受容体に結合できます。その場合、次の2つのいずれかが実行が可能です。血小板の凝集を引き起こし、凝固につながる可能性があります。これがまさに、これらのワクチンに関連する凝固障害が見られる理由です。出血の原因にもなります。

そしてもちろん、心臓が関与しており、心臓は心臓血管系の重要な部分です。心臓の問題が見られるのはそのためです。このタンパク質は、血液脳関門を通過し、神経学的損傷を引き起こす可能性もあります。そのため、血栓が致命的な場合、多くの場合脳に見られます」

ワクチンこそが生物兵器、その核はスパイクタンパク

ワクチン接種によって、体内で産生されるスパイクタンパクが、血栓症を引き起こし、脳出血や心臓血管障害を引き起こす。ワクチン接種後に死んだ人の死因に、脳と心臓の障害が非常に多いのは、これで説明がつく（ブライドル博士は、授乳中の乳児が、母乳に含まれるスパイクタンパクが原因で、消化器出血を起こしたと報告している。これも、重大な問題である）。

簡単な話が、ワクチンは人間をターゲットにした生物兵器であり、その主たる攻撃手段は、スパイクタンパクである。よって、ワクチン接種者は、血液の凝固の結果、心不全や脳溢血・脳梗塞を引き起こす。そして、ファイザーも厚労省も、これらの病気がワクチンに起因するとは絶対に認めない。認めたら最後、ファイザーは、全人類の総攻撃を受けることになる。

Nao Lux Veritatis
1日前・

ワクチン推進派のバイラム・ブライドル博士がスパイクたんぱく質そのものが毒であることに氣付いて、ｍＲＮＡワクチンが血栓の生成、もしくは異常な出血を引き起こしていると発表

【ワクチン研究者が「大きな間違い」を認め、スパイクタンパクは危険な「毒素」であると発表】

『2021年5月31日（ライフサイ… もっと見る

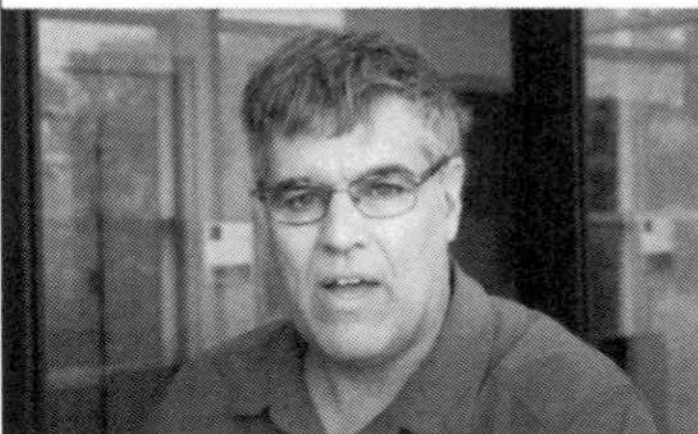

バクディ教授「〇クチンを打つと血管中に血栓ができます。血栓は誰にも見えませんが、感じることができるのです。脳に血栓ができれば、割れるような頭痛に、吐き気、嘔吐、麻痺です。

：

子どもに〇クチンを打ってはいけません。

犯罪を犯すことになります。」

1:53

子どもには打たせないことです。

mRNA VACCINE SIDE EFFECTS
おそらく2,3年以内に 悲しいことに
死んでしまうだろうということです
two to three years. And I would
say anyone who gets the mRNA

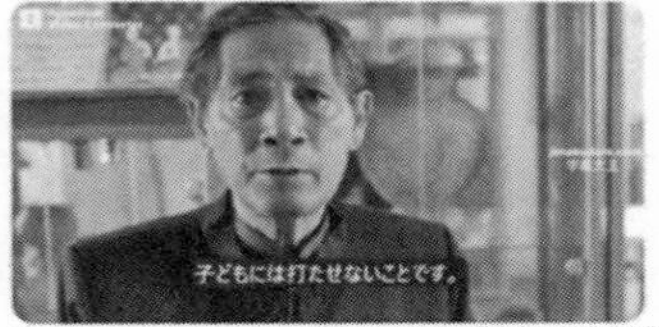

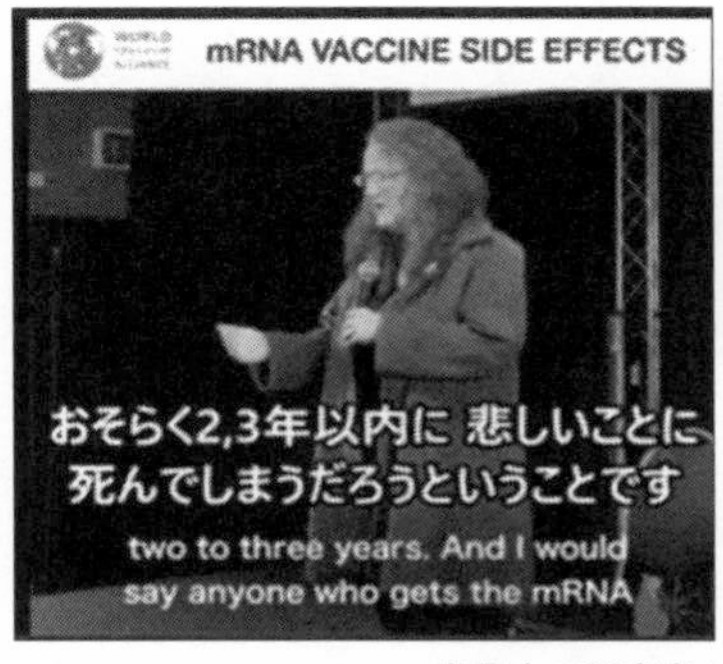

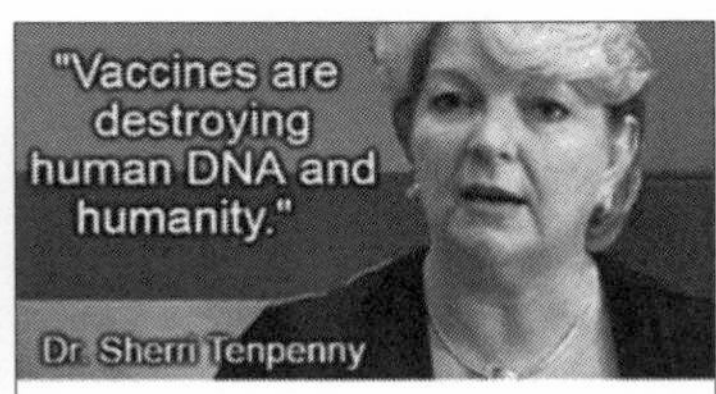

『テンペニーは、ワクチンを受けた人は病気になり始め、多くの人が3～6ヶ月以内に死亡するだろうと警告しています。』

世界中の研究者から上がる疑問の声

2021年5月17日〜21日のワクチン接種後死亡事例は30件ある。そのうち、出血性脳卒中が10件、心不全7件である。つまり、血栓症である。

ファイザーは、スパイクタンパクによる血栓症の死者を、ワクチン死とは認めない。認めてしまえば、誰一人、こんな薄汚れたワクチンなど打たない。一般大衆のほとんどは、マスコミが危険と言わないのだから、ワクチンはきっと安全だと解釈する。そもそも、スパイクタンパクなどという専門用語は、どこかで聞いたような気がする程度の認識でしかない。ADEと言われても、市井の人には、心臓の自動体外式除細動器AEDと区別がつかない。

非接種者もまたスパイクタンパクの毒に注意すべき

臨床医から、こんな報告がある。

「シェディング（コロナワクチン接種者から何らかの病原物質が出ていて周囲の人がその悪影響を受けること）という現象は歴然とある。毎日臨床現場で、患者からシェディングによる症状を聞かない日はない」（中村篤史先生／ナカムラクリニック）

ワクチンのスパイクタンパクが、血栓症、神経症状、心臓発作、肺疾患、肝疾患、腎疾患、生殖障害といった全身症状を引き起こすのだが、これらの症状が接種者の周囲の打っていない人たちにも表れるという「怪奇現象」が発生していることは間違いない。接種者の周りで、手品みたいなおかしなことが起きているのは、わが国でも多々報告されている。

スパイクタンパクが、細部に結合することで、ミトコンドリアに対するACE2の分子シグナルが阻害されて、ミトコンドリアが損傷を受ける。そうなると、ワクチン接種者はもちろんのこと、周囲の人も、呼気や汗を介して、接種者のスパイクタンパクを取り込んでしまう。つまり、接触感染してしまう。ミトコンドリアが破壊される。ロングコヴィッドは、おそらく、ミトコンドリア機能不全の進行性の致命的な病気であるという説もある。

ワクチンの接種者の体から、スパイクタンパクが漏れ出している（シェディング）ことは、他にも多くの専門家が指摘している。接種者に近づいただけで、ちょっと手を触っただけで、非接種者に異常が発生する。非常に多くの報告がある。出血、生理不順、蕁麻疹が出る。接種者の体から、異臭がする。「ケミカル臭」と形容する人もいる。その事実は、RKの周囲の人物からも多数報告されている。シェディングは間違いなく、現実に起きている事実だ。

これはどういうことか？　もともとの新型コロナウイルスは、スパイクタンパクを産生する性質がある。コロナワクチンは、ウイルスよりももっと効率的に、体内でスパイクタンパクを延々と作り出す。接種者のそばにいる人間も、漏出するスパイクタンパクに影響される恐れがあるのだ。

つまり、ワクチン接種が本格化することにより、①ウイルス患者も、②接種者も③非接種者もスパイクタンパクから攻撃されるということだ。そして、すべての人類が、この3つのカテゴリーのどれかに該当するのだ。もし、スパイクタンパクの暴走を止める手段がないならば、最終的には、すべての人類が死に絶えることになる。

2．ワクチン・シェディングが健常者を襲う

接種者が感染源になってしまう怪現象

ワクチン接種者がスーパースプレッダー（感染の拡大者、感染源）になるという恐ろしい報告がある。

「母親が1カ月前に接種したが、非接種の娘が突如、鼻血」

「内科の待合室で、隣に接種直後の人が15分間座った。その晩、非接種なのに不正出血」

「義父母が5月30日に接種。31日に義父が心筋梗塞で死亡。夫が、義母の手伝いに実家に行って帰ってきたら、夫から妻に症状が伝染。眼底の痛みなど」

「スーパーで年配の女性のそばに寄ったら、変な臭(にお)いが漂っていて、すぐさま離れたけど、直後に口の中に金属を舐(な)めたような味がした。帰ってからうがいをたくさんしたけど、3日後に

不正出血。産後乱れたことなかったのに生理より10日も早い。こわ」
「スパイクタンパクに曝露(ばくろ)してきたであろう旦那と一晩、同じ寝室で寝たら、今朝、出血した。一緒に寝るのももう危険なのかな」

ワクチン接種者の体から、危険なスパイクタンパクが「分泌」している。汗や小水、唾液(だえき)、呼気から、スパイクタンパクが外に漏れだす。これに接触した非接種者に出血が見られたり、蕁麻疹が「伝染」したりする。これから、この感染ルートで変異株が感染拡大するのだろう。

「接種会場」という名の殺処分場所

本書を書き始めたのは、2021年6月21日である。まさしく、日本中で大企業などが社員や家族に対して新型コロナワクチンの「職域接種」を開始した日である。そして、この蛮行が、日本にとてつもない痛手を与え、多くの日本人を不幸のどん底に落とすことになる。我々は、人口の大きな部分を失い、残った国民も健康を失い、死ぬまで苦しむことになる。だが、そんな未来をマシな方向に変える方法はある。ワクチン接種で死んでいく人を少しでも減らす方法はある。

［参考記事］　ファイザーワクチンで生物兵器化する人々　2021年5月4日（火）
https://cookpad.com/diary/2990979

絶滅機械が正体を現す。ワクチンを受けた人が健康な人を病気にしている理由、ファイザー社の文書はワクチンを受けた人が感染性の粒子を「排出」していることを認めている、そのスパイクタンパクは生物兵器である。mRNAワクチンを注射された人は、自分の体が生物兵器工場と化し、スパイクタンパク粒子を生成し、口や皮膚から排出して（ついでに精液も）、周囲の人を感染させているのです。スパイクタンパクは生物学的に活性であり、血栓を引き起こし、脳卒中、心臓発作、肺塞栓症（はいそくせんしょう）、不妊症をもたらします。ファイザー社の自社資料によると、この現象はワクチン開発者もよく知っていることが明らかになっている。

現在明らかになってきているのは、今日のワクチンは、自己複製するワクチンとして機能するように意図的に設計されており、ワクチン接種を拒否する人々にスパイクタンパクの生物兵器を広めるためのものであるということです。昨年、Bulletin of the Atomic Scientists 誌が書いたように、「科学者たちは、病気のように広がるワクチンに取り組んでいる。何が間違っているのだろうか？」

「ワクチン接種を拒否する人々にスパイクタンパクの生物兵器を広めるためのもの」というくだりが一番恐ろしい部分だ。ワクチンを拒否しても、否応なく感染してしまう。これでは、どうにも逃げようがないではないか。大富豪たちは、彼ら100万人以外、「誰も生き残らない」方法を編み出したのだ。

そんな姦計があるとも知らず、大喜びで、接種会場という名の刑場に向かう高齢者の群れ。まさに、これから、高電圧で仮死状態にされ、生きたまま、切り刻まれて、肉塊になる羊の群れと何も変わらない。恐らく、大富豪たちにしてみれば、我々「ゴイム（非ユダヤ民族）」など、羊か豚にしか見えないのであろう。

モデルナ創設者もシェディングの事実を認めている

ファイザー、モデルナのワクチンで使われている「メッセンジャーRNA」の発明者で、モデルナ社の創設者でもあるルイージ・ウォーレン氏は、「ワクチン・シェディング（ワクチン接種者の体内からスパイクタンパクが放出されていること）は事実だ」と認めて、ツイッターに投稿した。ツイッター社は、この投稿を削除し、フェイクニュースを発信したとして、ウォーレン氏のアカウントを停止したのだ。

ツイッター社が、なぜ、ウォーレン氏をブロックしたのかを理解するには、今次のウイルス・ワクチン戦争を誰が仕掛けているのか、まず、理解する必要がある。

ごく最近、Google社が、武漢のウイルス研究所に資金提供していたという驚愕のニュースが流れた。これも、背後関係を知っていれば、奇異なことでも何でもない。Googleは、自分たちの関与を隠すために、日々、せっせと、不都合な核心情報を削除しているわけだ。Googleが誰のために存在するのかがわかれば、疑問は氷解する。何も不明点はない。後述する。

ファイザー社文書がシェディングの有害性を示唆している？

ファイザー社自身が、外部に出したメッセンジャーRNA試験文書がある。
https://cdn.pfizer.com/pfizercom/2020-11/C4591001_Clinical_Protocol_Nov2020.pdf
ワクチン・シェディングが実在することを示唆しているとも取れる文書だが、同社は「一般論だ」と逃げた。「ワクチン非接種の男性が、接種済み女性に触れたり、彼女の呼気を吸入し、その後、妻と性交渉があった場合、妻に有害事象が出る可能性があり、彼女は子供を持つことを避ける必要がある」と翻訳される。つまり、ワクチンを打った女性から、男性を経由して、奥さんやがて生まれてくる子供に障害が出る恐れがあるというのだ。事実なら、驚愕の事態だ。

同社は否定するが、ワクチン・シェディングが現実に非接種者の体を蝕んでいることを、我々はさんざん経験している。非接種者が、接種者と接触した後に、経験のない不正出血を見た例など、次々に耳に入ってくる。蕁麻疹や頭痛など、日常茶飯事だ。私、RKの周囲でも被害を受けた人はごろごろいる。シェディングは確実に存在する。接種者の呼気や汗を通じて。ずいぶんと恐ろしい話であり、こんな話を女性が耳にすれば、絶対に絶対にワクチンなど打たないはずだ。こんな恐ろしいワクチンであることを知りながら、日本政府は、国民に知らしめず、ワクチン接種を強行している。政府は、ワクチンテロの当事者かつ確信犯であり、国民の敵であり、虐殺者でしかない。

ワクチン接種担当大臣だった河野太郎という輩は、テレビ番組に出演して、このワクチンで不妊症になることなどないと断言し、不安をあおるようなうわさに対しては、科学的にそういうことはないという説明をきちんとやっていかないといけないと述べている。ただし、その説明をきちんとやった形跡はない。この男が菅総理の後継にならなくてよかった。

河野デマ太郎大臣には、ファイザーの公式文書で示唆されている件についても、明確に否定していただきたかった。接種者の体から、スパイクタンパクが放出され、非接種者やおなかの子供に危害を加えるというのが、事実なら、ワクチン接種などもってのほか、今すぐ、すべての接種を止めなくてはならない。もし、そんなリスクはない、解釈の違いだというなら、すぐさま、誤解をとくべきだ。さっさとやれと言いたくなる。

人口を減らす巧妙な手口、ワクチンテロ

実際に、人類はコロナウイルスによって滅亡すると予測する専門家もいる。少なくとも、ワクチン接種者は、3年以内に確実に死ぬと予測する専門家が複数いる。ADEとスパイクタンパクによる血栓症が、どちらが先であれ、確実に接種者に死をもたらす。3年以内に。

ビル・ゲイツたちは、どこにも逃げ場のない、人類淘汰（とうた）の究極の技法を作り出したのだ。膨大な人体実験を必要としたであろうが、どこでやったのか？　閉鎖的で、外部に情報の漏れにくい環境が必要だ。人体実験に供する「生体」も大量に調達しなければならない。北朝鮮の政治犯収容所？　ちょっとスケールが小さすぎる。

欧米を中心に毎年、多数の少年少女が誘拐されている。米国で1年間に行方不明になる子供は80万人いるという。どこに行ったかわからない。

少女性愛犯罪で逮捕され、獄中で自殺したと言われるジェフリー・エプスタインなる大富豪は、大西洋上の個人所有の島で、少年少女に性的虐待を加えていたという。その異常者の盟友が、ビル・ゲイツである。

ビル・ゲイツは、高い志を持った慈善家と世界のメディアからは評価されている。メディアは、ゲイツらユダヤ系大富豪が所有する私有企業であり、仲間のことを悪くは書かない。ちなみに、ゲイツは90年代前半まで、ヌードダンサーを自宅に招き、全裸パーティーを開き、乱交パーティーを楽しんでいたと報道されている。いいご趣味である。

そして、米国のコロナ王、アンソニー・ファウチ博士もまた、同じ仲間だった。彼らは、少女相手の性的遊戯だけでなく、コロナウイルスや殺人ワクチンの人体実験を、この島でやっていたと確信する。島の土を掘り起こせば、膨大な数の人体実験の犠牲者の遺骨が発見されるであろう。

さて、2019年の8月には、愕然とするようなニュースがあったようだが、我々は見落としていたのだろうか。FBIのダイバーが、エプスタインの島の付近の海底で、多数の子供の人骨を発見したという。当時のウイリアム・バー米司法長官も、この事実を認識していたという。これが事実であるならば、彼ら裏社会の変質者たちは、遺骨を海底に捨てたというか、隠

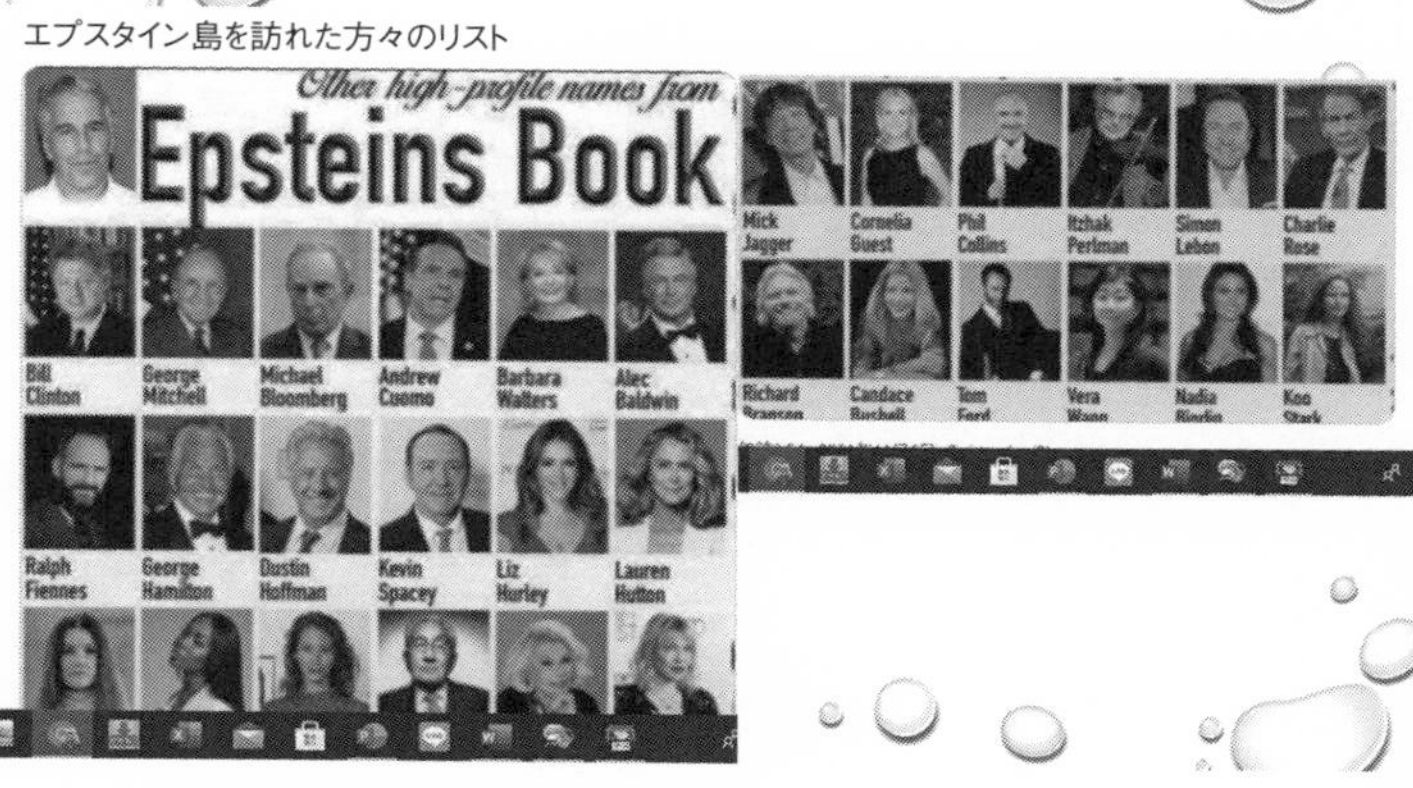

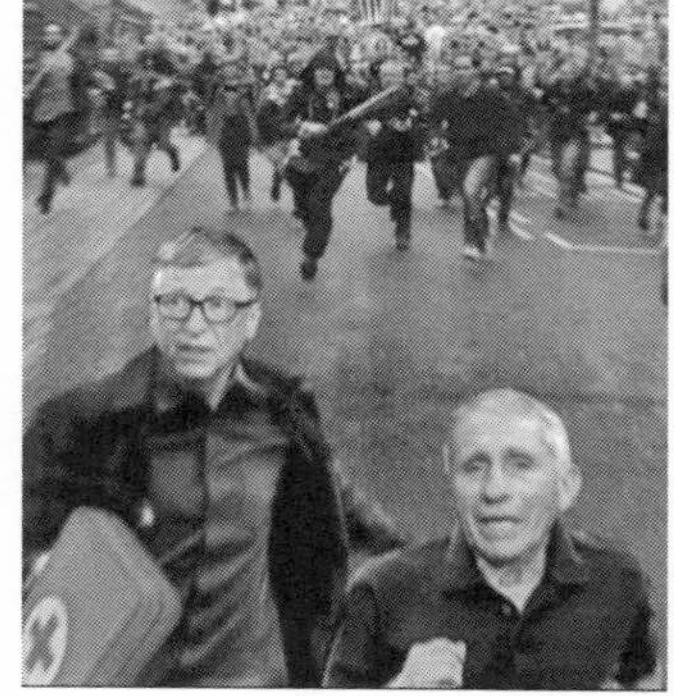

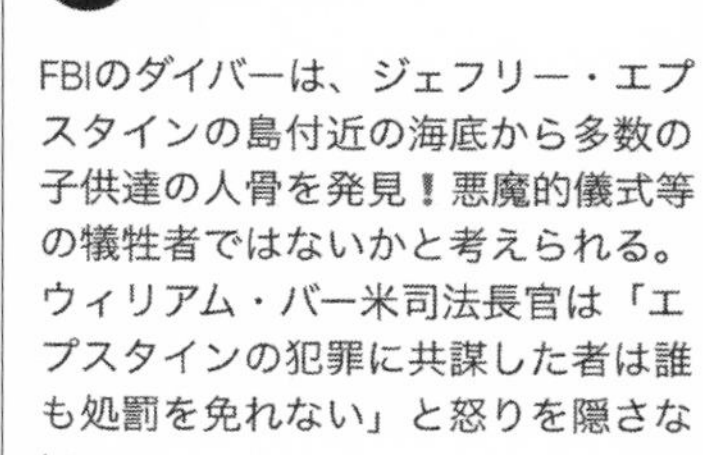

SoftBank 4G 2:25 9%

やのっち(｡･з･)d
@_yanocchi0519

FBIのダイバーは、ジェフリー・エプスタインの島付近の海底から多数の子供達の人骨を発見！悪魔的儀式等の犠牲者ではないかと考えられる。ウィリアム・バー米司法長官は「エプスタインの犯罪に共謀した者は誰も処罰を免れない」と怒りを隠さない。

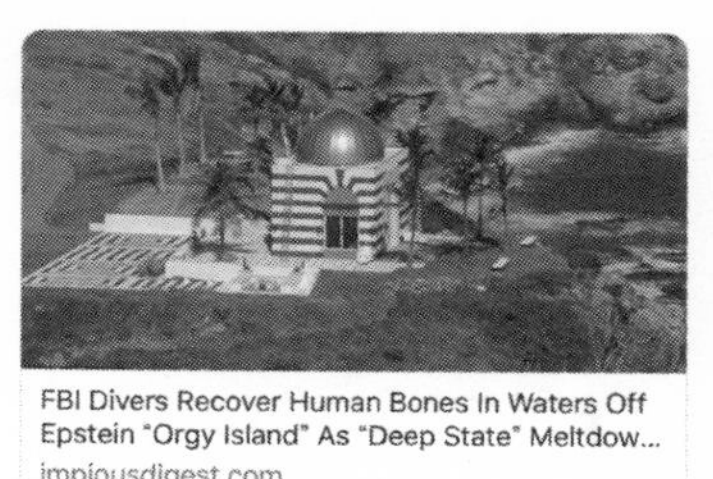

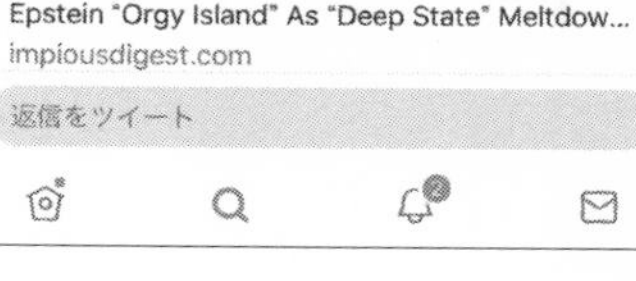

FBI Divers Recover Human Bones In Waters Off Epstein "Orgy Island" As "Deep State" Meltdow...
impiousdigest.com

返信をツイート

したということであろうか。

エプスタインは、このニュースの流れた8月13日よりも少し前の8月10日にマンハッタンの留置場で自殺したことになっている。生きていれば、海底の遺骨のことを追及されたであろう。裏社会に実に都合よく、自殺してくれたものである。このニュースを知ったエプスタインの大富豪仲間たちは、それ以来、夜も眠れていないのではないか？

ビル・ゲイツ、アンソニー・ファウチ、バラク・オバマ。遺骨を精査すれば、悪魔的儀式の犠牲者だったとわかるばかりではないかもしれない。人工ウイルス感染の形跡、ワクチンの人体実験の痕跡(こんせき)、スパイクタンパクの痕跡が発見されるかもしれない。エプスタインの変質者アイランドは、人工ウイルスと殺人ワクチンの人体実験場でもあったとほぼ、確信する。トランプ氏が2期目も当選していれば、この疑惑は解けていたかもしれない。

真実を知った民衆が、ゲイツやファウチを追いつめ、捕まえて撲殺する日は近い。

3．ワクチンが変異株を作り出している

接種後に感染する本当の理由

ウイルス学の世界的権威、ＨＩＶウイルスの発見者で、ノーベル生理学・医学賞受賞者の仏リュック・モンタニエ博士は、「ワクチン接種自体が新しい亜種を作り出している。ワクチンは抗体を産生するが、ウイルスはそれを回避するために新しい変異体を産生する。予防接種数と死者数は比例している」と説明する。予防接種後に感染した人がいるということは、彼らがコロナワクチンの効果の低い変異体を作っていることを示しているというのだ。予防接種が進めば進むほど、変異株が作られ、患者が増加し死んでいくということだ。

最近、よく、「ブレークスルー感染」という言葉を耳にする。ワクチンを打ったからと言って、必ずしも感染を防げるわけではない、例外があると説明される。だが、実態は、ワクチン接種が作り出した、変異体による感染だったのだ。接種がなければ、こんな感染者は生まれな

かった。

そして、博士は、接種者には未来がないことを直言されている。曰く、「新型コロナウイルス用のワクチンを接種した人は長く生きられない。2年前後で死亡する可能性が高い。残念ながら、すでに接種した人には治療方法がなさそうだ。遺体を埋葬する準備をするのが精いっぱいできることだ」

この衝撃的な予測を耳にして、「そんな致命的なワクチンをWHOや厚労省が推奨するわけがない。それに、マスコミだって、そんな危険があるなら報道するはずだ。何かの間違いだ。そのノーベル賞学者は気が狂っているのではないか？」と反駁する人も多いだろう。

だが、ワクチン接種は致命的だと断定する学者は、他にもたくさんいる。皆、権威者ばかりだ。実は、WHOにも厚労省にも、殺人ワクチンを国民に押し付ける深い事情がある。マスコミが、ワクチンの危険性を知っていて、報道しないのにも明快な理由がある。

「そんな馬鹿な！」は、とりあえず、胸にしまっておいていただきたい。次章ですべては後述する（もったいぶって、すいません）。

「ワクチンの有効率95％」の大嘘

さて、ワクチンは、本当に感染予防に効果があるのか？「ワクチンの有効率95％」というのは本当なのか？　この数字には、まやかしがある。

臨床試験に参加した約4万3500人のほぼ半数2万1750人にワクチン、残りに偽薬（プラセボ）を注射し発症したかどうかを1カ月追跡した。その結果、発症者は偽薬のグループ162人に対し、ワクチンのグループでは8人だった。

ワクチングループの発症者数は、偽薬グループの約20分の1（162÷8＝20・25）にとどまったことになる。それぞれ5倍すれば、100対5で、5人の発症に抑えられたとされる。これが、ワクチンの有効率95％の意味するところだ。

あるいは162－8＝154人の発症を防いだので、154÷21750＝0・0071となり、ワクチンを接種した人のうち約0・7％の人がワクチンの効果が得られたとされる。つまり、残りの99・3％の人はワクチンを接種してもしなくとも発症しない人はしないということになる。

ワクチンの効果が得られるのは、0・7％の人だけなのだ。大手の新聞記事にもなっているこの事実を知っているならば、ワクチンを打って「これでひと安心」とは思わないはずだ。元からほとんど感染しない病気なのだから、ワクチンを打つ意味が、元からないのだ。

接種者の免疫システムは暴走してしまう

著名な英国の作家、バーノン・コールマン博士は、「ワクチンを打ったすべての人が、2021年の秋から死に始める」と警告している。「2つ目の問題は、病原体のプライミング（二次刺激）やサイトカインストーム（免疫暴走）と呼ばれる免疫系の異常です。これは、ワクチンを接種した人の免疫システムが、将来、ウイルスに接触したときに劇的に反応するように準備されるということです。その結果、壊滅的な状況に陥る可能性がある」という。それが年末年始かけて起こるのではないかと心配されるのだ。

つまり、ワクチンを接種してしまった人が、変異株に接触したときに、免疫システムが崩壊して重病化し、死ぬというのだ。東京オリンピック以降、再度感染拡大したときに、ワクチン接種者が、次々にＡＤＥ（抗体依存性免疫増強）を発症して、死亡するか再起不能になる。そういうことであれば、真っ先に「いなくなる」のは、先行接種した医療関係者ではないか？

大阪大学は、2021年5月25日、「新型コロナウイルスの感染を増強する抗体を発見　ＣＯＶＩＤ－19の重症化に関与する可能性」と題する報告をした。冒頭の「研究成果のポイント」を転載する。

●新型コロナウイルスに感染すると、感染を防ぐ中和抗体ばかりでなく、感染を増強させる抗体（感染増強抗体）が産生されることを発見した。

●感染増強抗体が新型コロナウイルスのスパイクタンパク質の特定の部位に結合すると、抗体が直接スパイクタンパク質の構造変化を引き起こし、その結果、新型コロナウイルスの感染性が高くなることが判明した。

●感染増強抗体は中和抗体の感染を防ぐ作用を減弱させることが判明した。

●新型コロナウイルス感染症（ＣＯＶＩＤ－19）重症患者では、感染増強抗体の高い産生が認められた。また、非感染者においても感染増強抗体を少量持っている場合があることが判明した。

●感染増強抗体の産生を解析することで、重症化しやすい人を検査できる可能性がある。また、本研究成果は、感染増強抗体の産生を誘導しないワクチン開発に対しても重要である。

我々は、この報告の最後の行に着目した。「感染増強抗体の産生を誘導しないワクチン開発に対しても重要である」とある。つまり、現行のワクチンは、ＡＤＥの産生を誘導する恐れが

COVID-19は
人工ウイルス
コロナワクチンは
変異体とADEを誘発する

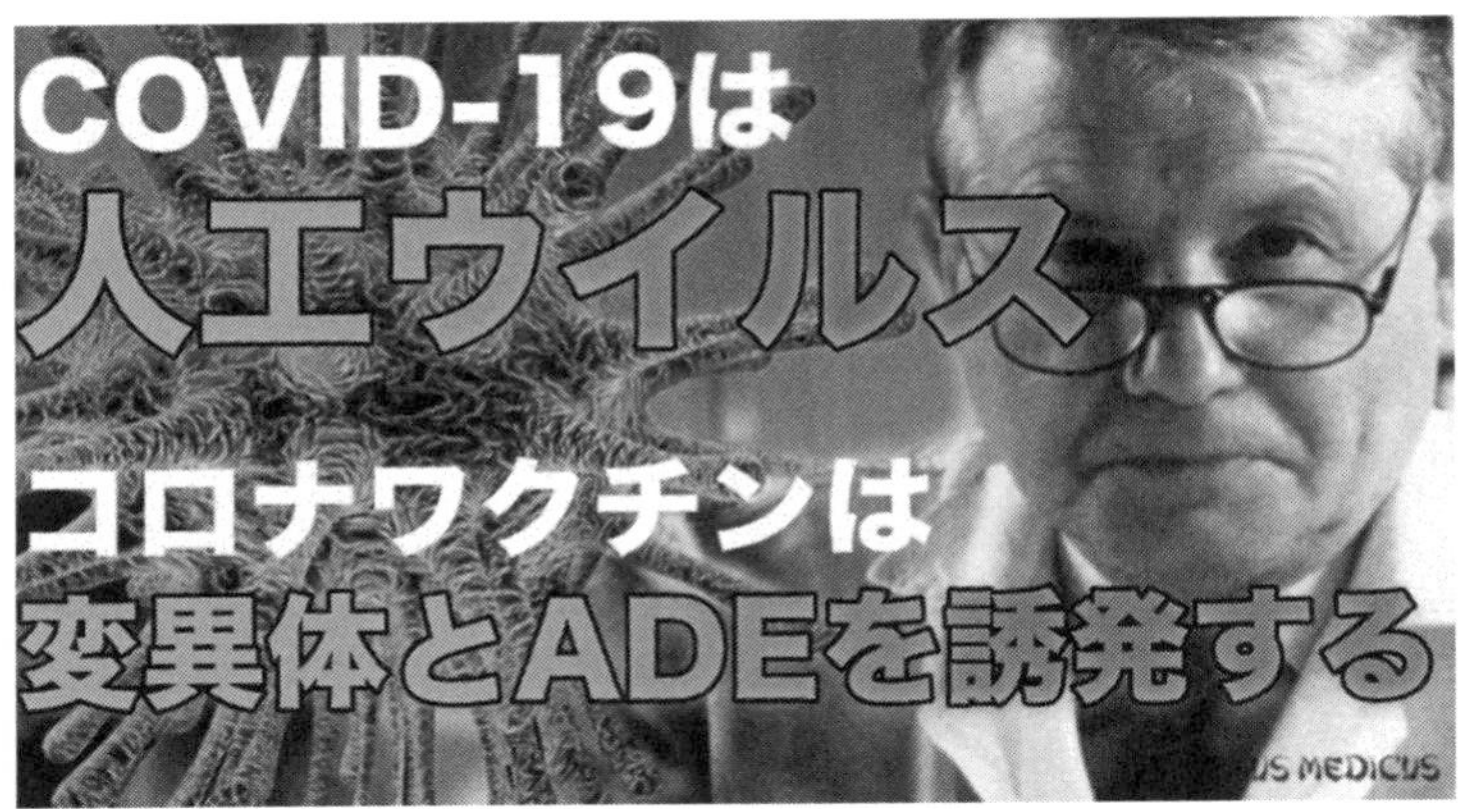

リュック・モンタニエ博士（ノーベル賞）も警告している

週刊
事実報道

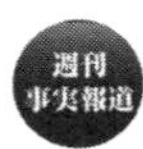

週刊事実報道 @j...・2020/08/15

ワクチン接種後、感染しやすくなる。

悪い冗談のようだが、ワクチンの接種により、その感染症に罹りやすくなる。それを「抗体依存性感染増強（ADE）」と呼ぶ。医療関係者もこのことは知っている。そうなると、ワクチンは予防の為でなく、広めるためということになるが。

医師も怖れるADE。
抗体依存性感染増強

ワクチン接種 ➡「逆に重症化」

免疫反応で
抗体ができる
ウイルスを
無力化できない

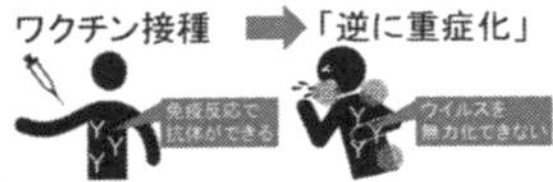

33　1473　1740

Dr Vernon Coleman : "tous les vaccinés commenceront à mourir à l'automne" - Cogiito

バーノン・コールマン博士:**「予防接種を受けたすべての人々が秋から死に始めます」**

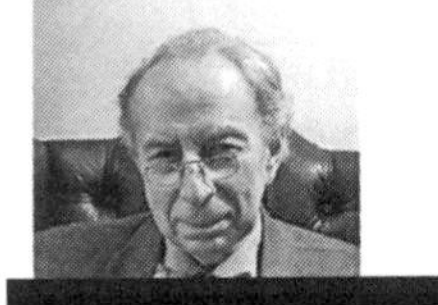

あるということだ。ワクチンを打つことで、変異株に感染しやすくなり重症化する恐れありと阪大は言っているのだ。

先にデルタ株パンデミックが発生したインドでは、私立病院から医師と看護師が姿を消し、コロナ患者の遺体だけが放置されていたという。医師や看護師は逃亡したのか？　逃亡というよりも、先行接種していた彼らが、「死に絶えた」ということではないだろうか？　実際に、インドでは、40人のワクチン接種済みの医師のデルタ株（インド株）感染が報道されている。そして、恐ろしいことに、１２００人の医師が既に死亡しているという。「死亡した医師のほとんどが非接種者だった」ことになっているが、大いに疑わしい。
「ワクチンを接種した人は、次にコロナウイルスに接触したときに大変なことになります。免疫システムが過剰に反応して、多くの死が発生する可能性があります。」と英コールマン博士が言っているが、実は、これが、コロナ禍拡大の深層構造である。ワクチン接種が、コロナ禍に拍車をかけているのだ。コロナ死ではなくて、ワクチン死だったのだ。

ワクチン接種者のがん発症例が急増している

ところで、ワクチン接種は、あらゆる種類のがんを発症させるという説もある。ＣＯＶＩＤ－19に感染して軽症で回復しても、コロナワクチンを接種しても、どちらでも、がん発症を誘発する「circRNA」（環状ＲＮＡ）が体内に入り、数年後に、さまざまながんになって死んでいく……。これが、ＤＳ（ディープステイト）裏社会が描いた「90％人口削減計画」の本命の手口であったようだ。

がん遺伝子によってつくられる異常なタンパク質を際限なく生産する役割をcircRNAが果たすと思われる。がんの増殖のカギを握っている、そのcircRNAが、新型コロナウイルスから数千種、はじめて見つかった。中国の研究者は、これにより今後数百万の感染経験者ががんを発症するとみている。ウイルスとがんの関係は、B型、C型肝炎やヘルペスウイルスから腫瘍（しゅよう）を発症することで知られている。そのがん関連ウイルスの「新種」が、ＣＯＶＩＤ－19ということのようである。

２０２１年の10月に入って、日本のＳＮＳ上では、ワクチン接種者の中から、がんの発症者が続出していると、盛んに情報が飛び交いだした。

「69歳男性。ワクチン2回接種後、いきなり肺腺（はいせん）がんのステージ4」
「がん患者がワクチンを接種したら、がんが2倍の大きさになってしまった」
「ワクチン2回接種後2カ月で、3人に進行がんが見つかり、1人は死亡。3人ともいたって健康だった」

韓国では、ワクチン接種後に急性白血病を発病したとの訴えが相次いでいる。当局は、ワクチン接種が白血病を引き起こすとする根拠はない」としているが、日本でも同様の事態は起きているようだ。どうやら、進行が著しく速いのが「接種後のがん」の特徴のようだ。そして、患者自身は、ワクチンとの関係性に全く気付いていない。

ドイツの著名な学者、バグディ博士は、「ワクチンの接種により、免疫細胞が同じ免疫細胞に攻撃され破壊される。リンパ球がなくなってしまい、免疫力が低下し、ヘルペスを発症する。そして、リンパ球が毎日発生しているがん細胞を殺してくれなくなる」と、ワクチン接種者のがん発症を予言している。

また、元ビル&メリンダ・ゲイツ財団のワクチン開発局長であったギアート・バンデン・ボッシュ博士は、コロナワクチンを接種した人からは、すべての本来の免疫が永続的に消えてしまうと警告している。つまりは、がんの暴れ放題である。

日本でも米国でも、ワクチン接種開始以降、人口動態調査における「超過死亡者数」の増大が明らかになっている。日本では、1年前に比べて1月～8月の超過死亡者数が5万人を超えている。

その死因の内訳は、脳や心臓の血管障害に加えて「急激ながん発症」であろう。ワクチンのおかげで、たくさんの方が殺されているし、今後も死んでいく。そのうち、がんの臨床医から患者多発の声が上がるであろう。

ワクチンの副作用でコロナ以外の原因で死ぬ

コロナウイルスを弱毒化したワクチンや、コロナウイルスのタンパク質を使って作ったワクチンは、発がん性のcircRNAを具備している危惧(きぐ)がある。もしくは、ビル・ゲイツ一味が、有害なcircRNAをワクチンに混入させている恐れがある。そうなれば、ワクチン接種で、非感染者まで「がん化」してしまう恐れがある。つまり、90%人口削減が、現実に可能となる。この新たに判明した疑惑が解明され、事実無根とわかるまでは、コロナワクチンの接種は絶対に避けるべきであると確信する。

そして、この集団ワクチン死という惨劇が、日本でも近々に始まる。2021年の年末から

2022年の年始にかけ始まると危惧する。そして、このワクチン死は、コロナ死と偽られる。ワクチンをもっと打ちたい勢力は、大喜びで、「ワクチン接種しか解決策はない！」と、がなり散らし、未接種者に接種を迫る。犠牲者は雪だるま式に増えていく。

ワクチンのおかげで、新型コロナ以外の病気で死ぬ。これが、ワクチン開発専門家であるボッシュ博士の警告である。ワクチン接種で自然抗体が働かなくなり、武漢コロナ以外のウイルスには無力化する。「大規模に現在のコロナワクチン接種を世界的に進めると、感染力の強い強力な変異株の出現のリスクが高まる」ということだ。「モンスター変異種」の出現である。武漢株にしか効かないワクチンを打って、武漢株以外のウイルスでころりと死ぬわけである。まるで、お笑いの悪ふざけだ。

ワクチン接種者は本来の免疫が消えてしまう

「新型コロナワクチンは人間のすべての免疫能力を破壊して人を死に導く」

これが、元ゲイツ財団のワクチン開発局長、ボッシュ博士の緊急発信情報である。博士は、人類の存続ために、ワクチンの即時使用停止を訴えている。このままでは、人類の大量死が起きてしまうと。

博士は、緊急停止を要請する書簡を、ＷＨＯと欧米各国政府に送ったという。ＷＨＯもＧ７各国政府も、ビル・ゲイツの買収で骨抜きになっている。よって、博士の要請文は、ゴミ箱に放り投げられる。「コロナワクチンを接種した人からは、すべての本来の免疫が消えてしまう」しかも、それが永続するというのだ。ビル・ゲイツたちは、逃げ場のないバイオテロを仕組んだのだ。

博士の研究によると「人間がもともと持っている自然免疫は体内に入ったウイルスを攻撃し、体を守っている。それに対してワクチンで得られる獲得免疫は特定のウイルスに特化しているため、そのウイルスには効果を発揮するが、違うウイルスに対しては攻撃をしないどころか自然免疫の働きを阻害することになるため、コロナウイルスのような変異が早いウイルスに対しては効果がなく、むしろ悪影響しか与えない」

現在のように隔離政策とワクチン接種を続けていくと、自然免疫が働かなくなり、ウイルスが致死率を高めてくる。ワクチン接種をしたことによって、新たに体内に入って来たウイルスは体内で変異し、より悪影響のあるウイルスとなって、近くの人に感染する。ビル・ゲイツは、そこまでわかっていて、人類淘汰（とうた）の目的に有効なワクチンを秘密裡（り）に開発したのだ。

そして、悪影響満載のスーパー毒性変異株が用意されている。ワクチン接種２回目が進行し、多くの人が新型変異株に無防備になったとき、ビル・ゲイツの手先が、殺人変異株を流行させるのだ。今までとは比べ物にならない数の重症患者が、ＩＣＵ（集中治療室）に入りきれずに「トリアージ」（重症度に応じて選別）されることになる。その日は近い。２回目接種が一通り終わる２０２１年11月以降、裏社会は、ワクチン大虐殺の本番に着手する。

4. ワクチン接種で不妊症になる

公式文書にもスパイクタンパクが卵巣に蓄積すると記載あり

厚労省もファイザーもＷＨＯも、コロナワクチンで、不妊症にはならないというが、これも納得がいかない。ファイザー副社長だった人物の告発さえ嘘を言っているといいたいらしいが、厚労省の公式文書の中に、ワクチンのスパイクタンパクが、全身に蓄積し、特に卵巣に多く分布しているとする記載がある。

「厚生労働省所管　独立行政法人医薬品医療機器総合機構」（略称：ＰＭＤＡ）の公開文書に「Pfizer confidential」と最下段に小さく書いてある文書がある。現在も閲覧可能だ。

SARS-CoV-2 mRNA Vaccine（BNT162, PF-07302048）２・６・５・５ｂ

https://www.pmda.go.jp/drugs/2021/P20210212001/672212000_30300AMX00231_I100_1.pdf?fbclid=IwAR3b6wsBcMch5izLv-OKw4hhodl4odenzntwt8S50CvSuTlLKVeru6LnlN8

2.6.5.5B. PHARMACOKINETICS: ORGAN DISTRIBUTION CONTINUED

Test Article: [^{3}H]-Labelled LNP-mRNA formulation containing ALC-0315 and ALC-0159
Report Number: 185350

Sample	Total Lipid concentration (µg lipid equivalent/g [or mL]) (males and females combined)							% of Administered Dose (males and females combined)						
	0.25 h	1 h	2 h	4 h	8 h	24 h	48 h	0.25 h	1 h	2 h	4 h	8 h	24 h	48 h
Lymph node (mandibular)	0.064	0.189	0.290	0.408	0.534	0.554	0.727	--	--	--	--	--	--	--
Lymph node (mesenteric)	0.050	0.146	0.530	0.489	0.689	0.985	1.37	--	--	--	--	--	--	--
Muscle	0.021	0.061	0.084	0.103	0.096	0.095	0.192	--	--	--	--	--	--	--
Ovaries (females)	0.104	1.34	1.64	2.34	3.09	5.24	12.3	0.001	0.009	0.008	0.016	0.025	0.037	0.095
Pancreas	0.081	0.207	0.414	0.380	0.294	0.358	0.599	0.003	0.007	0.014	0.015	0.015	0.011	0.019
Pituitary gland	0.339	0.645	0.868	0.854	0.405	0.478	0.694	0.000	0.001	0.001	0.001	0.000	0.000	0.001
Prostate (males)	0.061	0.091	0.128	0.157	0.150	0.183	0.170	0.001	0.001	0.002	0.003	0.003	0.004	0.003
Salivary glands	0.084	0.193	0.255	0.220	0.135	0.170	0.264	0.003	0.007	0.008	0.008	0.005	0.006	0.009
Skin	0.013	0.208	0.159	0.145	0.119	0.157	0.253	--	--	--	--	--	--	--
Small intestine	0.030	0.221	0.476	0.879	1.28	1.30	1.47	0.024	0.130	0.319	0.543	0.776	0.906	0.835
Spinal cord	0.043	0.097	0.169	0.250	0.106	0.085	0.112	0.001	0.002	0.002	0.003	0.001	0.001	0.001
Spleen	0.334	2.47	7.73	10.3	22.1	20.1	23.4	0.013	0.093	0.325	0.385	0.982	0.821	1.03
Stomach	0.017	0.065	0.115	0.144	0.268	0.152	0.215	0.006	0.019	0.034	0.030	0.040	0.037	0.039
Testes (males)	0.031	0.042	0.079	0.129	0.146	0.304	0.320	0.007	0.010	0.017	0.030	0.034	0.074	0.074
Thymus	0.088	0.243	0.340	0.335	0.196	0.207	0.331	0.004	0.007	0.010	0.012	0.008	0.007	0.008
Thyroid	0.155	0.536	0.842	0.851	0.544	0.578	1.00	0.000	0.001	0.001	0.001	0.001	0.001	0.001
Uterus (females)	0.043	0.203	0.305	0.140	0.287	0.289	0.456	0.002	0.011	0.015	0.008	0.016	0.018	0.022
Whole blood	1.97	4.37	5.40	3.05	1.31	0.909	0.420	--	--	--	--	--	--	--
Plasma	3.97	8.13	8.90	6.50	2.36	1.78	0.805	--	--	--	--	--	--	--
Blood:Plasma ratio[a]	0.815	0.515	0.550	0.510	0.555	0.530	0.540	--	--	--	--	--	--	--

PFIZER CONFIDENTIAL

厚労省の公式文書に、卵巣への危険性が記されている

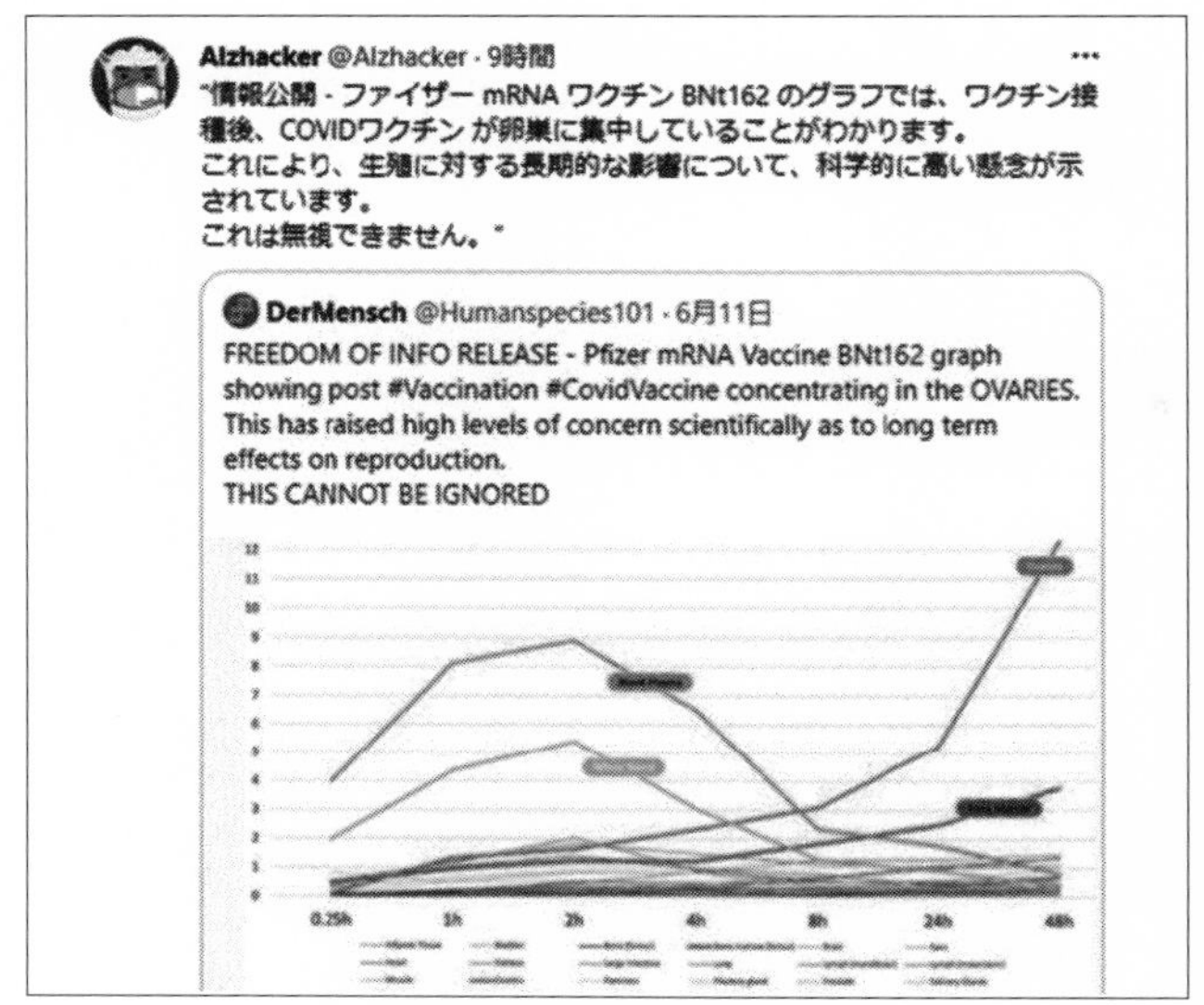

COVID ワクチンが卵巣に集中

この文書中に“Ovaries (Female)”つまり、卵巣にワクチン成分がどのくらいとどまっているかを示すデータがある。卵巣、脳下垂体、脾臓の数値が高い。ワクチンがあるところでは、スパイクタンパクが産生される。

スパイクタンパクが卵巣に溜まれば、胎盤形成の異常から、妊娠不能となる恐れがある。つまり、不妊症である。

前述したように、ワクチン研究の世界的権威、米国ソーク研究所は「コロナのスパイクタンパク質自体が毒であり、それが体内で産生されると血栓症を引き起こす可能性」を指摘している。つまり、そのスパイクタンパクを利用しているファイザーやモデルナのワクチンを打てば、卵巣で血栓症が起きて、不正出血となり、不妊症となる恐れが大きい。

米国ソーク研究所の見解が間違っているというなら、「説明をきちんと」やっていただきたい。できるものなら。ワクチン接種者から非常に多くの「不正出血」「生理不順」「下腹部の痛み」が報告されているが、厚労省は、これらをワクチンとは無関係だと言っている。全く納得できない。というか、厚労省は、ワクチンの害を十分に知っていながら、国民には強要する、気が狂ったお役所なのである。ワクチンテロに加担する変質者たちが、いつの間にか、厚労省の中枢を支配しているのだ。

卵巣に溜まったスパイクタンパクが血栓症を起こして出血させているという解釈以外、ありえない。卵巣に蓄積し続けるスパイクタンパクのおかげで、細胞分裂とともに、血栓症は悪化し、不妊症どころか、命も危なくなる。こんな殺人ワクチンを安全だと言い張り、打ち続けるつもりか？

河野太郎さん、あなたは、日本人を絶滅させるつもりだったのか？　米国のシンクタンクＣＳＩＳ（戦略国際問題研究所）にそうしろといわれたのか？（河野太郎さん、岸田内閣ではワクチン担当大臣の職を解かれ、広報本部長というあまり聞いたことのない職に就任されるとのこと。とりあえず、河野太郎のワクチン・ホロコーストがいったん途切れるようなので、ほっとしています。後任者は、飛び切り毛並みのいい、元・深窓の令嬢的な女性であり、太郎さんの傲慢(ごうまん)蛮行路線を踏襲はしないと期待しています）

ファイザー社の専門家が内部告発

ワクチンは、女性を不妊症にする危険性がある。メッセンジャーＲＮＡワクチンの製造者であるファイザーの元副社長、マイケル・イードン博士は、新型コロナウイルスワクチンが、不妊症につながる可能性があると訴えている。ワクチンに、出生率を下げるような作用があるならば、全世界的に人口削減につながってしまう。そういった結果を望んでいる一握りの人たちがいるのは事実だ。なぜか？　第3章で後述する。
イードン博士の告発の内容をまとめると、こうなる。

●新型ワクチンは、抗体依存性免疫増強（ADE）を引き起こす。
●スパイクタンパク質が発現増殖し、有害な生物学的作用がある。
●スパイクタンパクの作用は、血液凝固を開始し、血栓の危険を作り出すことがある。
●スパイクタンパクは、免疫の補体系を活性化することで自己免疫過剰を引き起こし有害。
●増殖したスパイクタンパクが体内に残る。危険なものであって一生除去できない。
●スパイクタンパクは胎盤のタンパク質に働きかけ、無期限に不妊症を引き起こす危険性がある。

さて、ネット上では、ワクチン接種後、とんでもなく悲惨な目にあった女性たちの報告がある。

「介護施設で働いていて、ワクチンを接種していない職員の名が貼（は）りだされるようになったので、仕方なく接種。3日後、自宅で倒れ救急搬送。子宮から出血が止まらず、全摘」

人工ウイルスより質の悪いワクチンで血栓症に

スパイクタンパクによる「死病」は、接種後すぐに発症する人はむしろ少数派である。ワクチン後、スパイクタンパクは細胞分裂とともに増えていく。だから、本格的発症には少し時間が掛かる。若い人ほど、細胞分裂が早いので、血栓症の進行も速い。

デルタ株感染でも血栓症になるが、ワクチンの方が10倍進行が速いとのことである。そのように「設計」されている。人工ウイルスよりも人工ワクチンの方が、質が悪い（若者の方が、スパイクタンパクの産生力が大きく、体から発する異臭も強いと思われる）。

そして、血栓症の発病には季節性がある。冬になって気温が下がってくると、血栓症で倒れる人が増えてくる。人類は、２０２１年前半に始まったコロナワクチン接種から、はじめての冬を迎えるのだ。

エール大学公衆衛生大学院教授のハーベイ・リッシュ博士は「善良な医師たちが、病原性スパイクタンパク質を生成する生物学的に活性なメッセンジャーＲＮＡを妊婦に注射するなど、考えられないことをしています。この医師たちがトランス状態から目を覚ましたとき、自分た

ワクチン接種女性の不正出血や生理不順は、なおらない。

悪化して不妊症になり、脳出血や心疾患を患う恐れも。最後は「死」。大半の医師には診断不能。ワクチンの産生するスパイクタンパクが全身で血管内皮細胞を傷つけ、血栓症を起こしている。イベルメクチン服用で改善は期待できそうだが、政府は故意に薬の流通を止めている。(入手方法はあるが。)この殺人ワクチンの危険性を知っていて政府は接種を強要している。政府を信じる愚行が死を招く。人口削減が進行中。 検索:リチャード・コシミズ

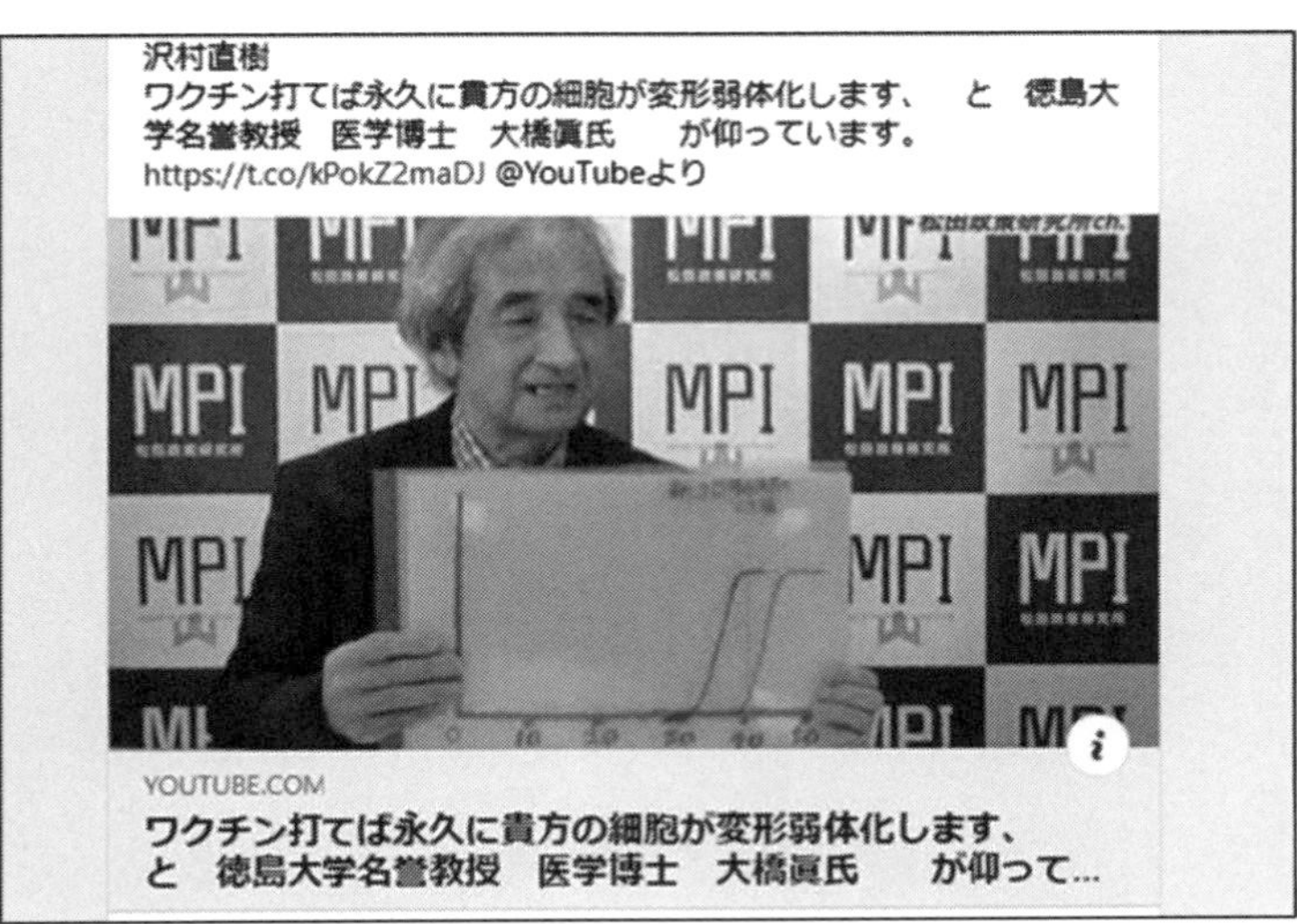

沢村直樹

ワクチン打てば永久に貴方の細胞が変形弱体化します、　と　徳島大学名誉教授　医学博士　大橋眞氏　　が仰っています。

https://t.co/kPokZ2maDJ @YouTubeより

YOUTUBE.COM

ワクチン打てば永久に貴方の細胞が変形弱体化します、と　徳島大学名誉教授　医学博士　大橋眞氏　　が仰って...

ちが人々に何をしてきたのかを考えてショックを受けると思います」と警鐘を鳴らす。

5. ワクチンは変異ウイルスには無力、「効果ある」説は偽装

変異株には効かないワクチン

ワクチン・シンジケートとしては「武漢オリジナルウイルス用ワクチンで、変異株に対応できるのか？　中和抗体はできるのか？」と議論されるのは困る。ワクチンの効果や安全性を疑うことなく、従順に接種してもらうためには、「変異株」にはなるべく触れずに、「コロナにはワクチンしかない」と思わせたい。だから、「ワクチンは、変異株に十分な効果がある」と言い続ける。天下の大企業がそう言うのだからと、素直に信じる人たちが、接種会場のゾンビの行列に加わっていく。

日本感染症学会などは、２０２１年5月、横浜市内でシンポジウムを開き、変異株は全く別のウイルスと考えるべきと結論付けている。従来の対処方法では、感染を抑えきれないと危惧しているのだ。つまりは、オリジナルの武漢株を対象に開発されたワクチンで、次々、姿を変

ワクチンは、インド株には無力。有害無益。

ワクチン接種で、永遠に死病に苦しむ。

接種者はADEと癌発症。接種者のふりまくスパイクタンパクのおかげで、非接種者まで、血栓・不妊症。コロナウイルス自身にも血栓・発癌性。対策は？アビガンを発症と同時に適量投与でOK。だが、菅一味は、アビガンを承認しない。毒入りワクチンを強制するために。200万人分備蓄が救いになるのに。

どうしたらいいのか？→検索：リチャード・コシミズ

えてやってくる変異株を感染予防ができるのかと疑問が生じているのだ。

ワクチンを打った国から変異株が出現している

英国・イスラエルなどは、ワクチンのおかげで、感染が沈静化した」と強調し、ファイザーやモデルナをニュースが後押しした（実際には、両国とも、その後、感染者数が再度激増して、「ワクチンのおかげ」は吹っ飛んでいる）。

だが、本当の危機は、アルファ（英国）株やベータ（南ア）株ではなく、デルタ（インド）株である。インドの2重・3重変異株がインド本国で猛威を振るい、周辺国でも流行した。コロナ優等国だったインド、タイ、台湾、シンガポールなどが次々とデルタ株で汚染する。インド、セーシェル、モンゴルなど、「コロナ優等国家」

がワクチンを打ち始めた途端、デルタ株が蔓延し始めた。インドでは毎日の新規感染者が30万、死者が3000人超となった。遺体の火葬が間に合わない（その後、イベルメクチンがインドの惨状を救ったわけであるが）。

アビガン開発者の白木公康先生は、変異株の脅威に警鐘を鳴らされている。

抗ウイルス薬アビガンの有効性も封じられてしまった

さて、多少脱線するがアビガン開発者である白木先生は次のように警鐘を鳴らしていた。

●ウイルス感染→神経細胞障害（嗅覚・味覚異常等）・血管内皮細胞の障害→凝固異常→血栓症・脳梗塞&肺梗塞。

●変異株がヒトに順応し増殖能・感染能が強化→1日で武漢株の10倍以上のウイルス量。短時間で重症化。武漢株より重症化リスク大。

●発症48時間以内にアビガン投与で、肺炎の重症化・死亡の予防と神経・血管内皮細胞障害による合併症またその後遺症予防を。

白木先生の寄稿されたさまざまな文書の中で、特筆すべきは以下の部分である。「早期に治療を開始し肺炎等を予防するファビピラビル（アビガン）の治験を富士フイルム古森会長に提案し、了解いただいた。しかし、それが実施されなかったのは残念であった」

富士フイルムのトップだった古森さんに、白木先生はアビガンを早期治療に使う治験をやってくれと頼んだのに、古森さんはやらなかったというのだ。つまり、今まで通り、中等症か重症者にしかアビガンを使わせない現状は、本末転倒なのである。抗ウイルス薬アビガンの本来の使い方である初期患者への投与の治験を古森さんがやると言って白木先生を騙した。所詮は、古森さんはアビガン潰しのディープステイト裏社会のご命令でしか動かないということか。残念である。

先生は、「米国スタンフォード大でファビピラビルの臨床試験が行われ、近々、早期投与によるウイルス消失、重症化阻止、症状停止等の結果が発表される」と期待されているが、恐らく、ＦＤＡや厚労省がスタンフォード大の臨床試験の好成績を握りつぶし、アビガン認可を先送りするであろうと私、ＲＫは予測している。ジョー・バイデンが不正選挙で就任した米国偽大統領の座についている以上、殺人ワクチンの立場を失わせる、特効薬アビガンを認めることはない。ファウチ博士も半狂乱で邪魔をするであろう。

「他に治療薬がない」という大嘘

現在のワクチンは、ＦＤＡが緊急使用承認を出しているから使用できるのだが、使用条件として、他に治療薬がないことが前提となっている。アビガンが米国で承認でもされたら、即刻、ファイザーやモデルナの殺人ワクチンは使えなくなる。よって、スタンフォード大でどんなに良い結果が出ても、ビル・ゲイツやファウチやバイデンやＷＨＯとＦＤＡにいる大富豪たちの飼い犬が一斉に吠(ほ)え立てて、邪魔をするであろう。

デルタ株の流入で、変異株の脅威が日本を襲う。20代、30代が感染し、軽症だからと自宅や療養施設で待機している間に、ウイルス量が激増して肺炎や血栓を発症し死亡する。このケースが急激に増える。待機中、アビガン投与を含む「治療」は行われない。運良く、入院できて、藤田医大の観察研究に基づくアビガン投与を受けられても、既に発熱後1週間を過ぎ、手遅れである（古森手法）。死亡ないしは重い後遺症が残る。「アビガンに効果はない」と主張したい人たちが喜ぶ。

6. ワクチンを打てば打つほど、コロナ感染者は増える

ワクチンのために全身がウイルスの被害に

ワクチンを打った方が、ウイルス感染を促進するとの研究成果が、権威ある医学誌「International Journal of Infectious Diseases」に掲載されている。

6月14日の記事であるが、ドイツでワクチン接種後死亡した患者の解剖をしたところ、全身の臓器にウイルスのRNAが検出されたことがわかったという。つまり、ワクチンが感染予防になっていなかったということだ。というか、むしろ、ワクチンを接種した人の方が、コロナウイルスが増殖する速度が速いということだ。

同誌に6月に掲載された論文では、COVID‐19ワクチンは体内で免疫反応を引き起こしはしたが、ウイルスの全身への拡散を止めることはできなかったばかりか、コロナウイルスの拡散を加速させるおそれがあるということだ。ワクチンのおかげで、全身がウイルス漬けにな

ったのだ。COVID－19ワクチンは、益ではなくて害としかならないとみるべきなのだ。
後述するが、英国でもイスラエルでも、ワクチン接種率が上がるにつれて、新型コロナの感染者が激増している。政府もマスコミも、感染拡大を抑えるには、ワクチン接種率を上げるべきだと強調しているが、根本が間違っている。というか、わざと間違えて、ウイルス蔓延（まんえん）を企図していると断言する。

英国では、ワクチンの2回接種が50％を超えたら、デルタ（インド）株が暴走し始めたという。一時、1日1000人以下まで下がった新規感染者の数が、一気に7000人に達した。そのため英国政府は、6月20日に解除する予定だったロックダウンを1カ月延長せざるをえなかった。

イスラエルでは感染者の半分が2回接種者

イスラエルでは、デルタ株が変異したデルタプラス株が猛威を振るい始めた。これは、ワクチンが効果がなく、むしろ、変異株を生み出していることを意味する。

［参考記事］　変異株？　に感染し死亡している人のほとんどがワクチン接種者

VAX FAIL: Latest "covid" outbreak in Israel occurred mostly in "fully vaccinated" -NaturalNews.com　7月1日

イスラエル政府は、ＰＣＲ検査で陽性となりデルタ株に感染したことを確認した人のほとんどがワクチン接種者であると発表しました。

イスラエル政府の専門家諮問委員会の Ran Balicer 会長は、「イスラエルではデルタ株の感染拡大に伴い入院患者の急増につながる恐れがあるため、新たなロックダウンを検討している。デルタ株が入ってきたことでダイナミクスが変わった。Ｂ・１・６１７・２株（デルタ株）が70カ国以上で確認された」と述べました。

変異株に感染した入院患者のほとんどがファイザー社のｍＲＮＡワクチンを２回接種した人たちです。つまりＣＯＶＩＤワクチンは使い物にならないということです。イスラエル国民委員会がＣＯＶＩＤワクチンは人体に壊滅的ダメージを与えると発表したのにもかかわらず、イスラエル政府は今でも全国民にファイザー社のワクチン接種を強く求めています。変異株に感染している人はみなワクチンの副反応に苦しんでいる人たちばかりであることは明らかです。

［参考記事］ インド、新たな変異株「デルタプラス」確認 感染力さらに強く 2021年6月23日 https://www.newsweekjapan.jp/stories/world/2021/06/post-96559.php

この緊急事態は、ワクチンを妄信したからではなく、ワクチンを打ったからなのだ。ワクチン接種者が感染しやすくなっている。世の中に、「ワクチン接種者が感染した」というニュースが頻繁に流れるようになる。感染を防ぐためにワクチンをもっと打たなければいけないという世界各国の政府の「お念仏」が、次第に効力を失ってくる。

イスラエル当局は、5月の感染者の半分は、ワクチンを2回接種したものだったと認めている。(https://israelnationalnews.com/News/News.aspx/308653)

また、英国・イスラエル当局の統計によると、ワクチン接種者の死亡率が非接種者に比べ数倍高い。これでは、ワクチンを打つメリットがどこにもない。打てば打つほど、地獄に近づく。

英国の葬儀屋さんから、内部告発がなされる。2021年1月~3月にワクチンの接種が始まってから、葬式の件数が急増しているという。しかも、死者はすべてワクチン接種者なのだ。

(Whistleblower Funeral Directors Speak Out! The Only Ones Dying Are From the Vaccine 20 Jun 2021 https://tapnewswire.com/2021/06/whistleblower-funeral-directors-speak-out-the-only-ones-dying-are-from-the-vaccine/)

やはり、ワクチン接種者が、新型コロナ感染とは関係なく、血栓症など、ワクチンの副反応で死んでいる。だが、これらの死者は統計数値には出てこない。そのうち、ワクチン死者はみな、変異株死者にすり替えられてしまいそうだ。

日本も近々、英国の今と同じ状況となる。デルタ株が蔓延して、多くの重症者が発生する。海外から上陸した変異株が広がって、感染者が生じ死んだことにされるが、実は、ワクチン接種者そのものの発症なのだ。

ワクチン奨励の黒幕は、ワクチンを使って感染を拡大しているのだ。逆効果だとわかっていて、ワクチン狂騒曲を奏でているのだ。なぜか？　何の目的のために？

世界中で同じ現象――接種した人が感染する

世界最速でワクチン接種を進めているのはイスラエルである。さぞかし、感染者が減って、平穏無事な社会を取り戻しているのではないかと、凡人は思う。実際、そんなのどかな話も耳に入ったりする。だが、非凡な人は、本当にそうかどうか調べてみる。確かに、接種者が増えた後、1日の感染者数は、いったんは下方に向かっていた。だが、6月23日付のNHKの記事に違うことが書いてある。

［参考記事］　イスラエルで感染者増加　再拡大懸念　マスク着用義務再び導入も　2021年6月23日

イスラエルで、新規感染者数が2カ月ぶりに100人を超えた。新型コロナウイルスのワクチン接種が進み、感染者が減少していた中東のイスラエルで21日、新規感染者の数がおよそ2カ月ぶりに100人を超えました。イスラエル政府は、インドで確認された変異ウイルスの感染が広がっているとして、感染対策の徹底を呼びかけています。

イスラエルでは16歳以上の人口の8割以上がワクチンを接種し、1日の新規感染者数が平均で10人台にまで減り、今月からは集会の人数制限や屋内でのマスクの着用義務が原則としてなくなりました。しかし、イスラエル政府によりますと新規感染者数はこの数日間で増加傾向に転じ、21日は125人と、4月23日以来、およそ2カ月ぶりに100人を超えました。

現地のテレビ局に出演した保健省の幹部は、新たな感染者の7割はインドで確認された変異ウイルスの「デルタ株」によるものだとしたほか、地元メディアは、外国からの帰国者から感染が広がったとみられるケースがあると伝えています。（以下略）

［参考記事］　マレーシア　コロナワクチン接種後に医療従事者40人感染　２０２１年４月17日（スプートニクの記事の邦訳）

https://jp.sputniknews.com/covid-19/202104178325614/

［参考記事］【ワクチン接種後に感染、米で５８００人…74人が死亡】２０２１年４月16日

https://www.yomiuri.co.jp/world/20210416-OYT1T50119/

【ワシントン＝船越翔】米紙ウォール・ストリート・ジャーナル（電子版）は15日、米国内で新型コロナウイルス・ワクチンの接種を完了した約６６００万人のうち、接種後に感染したのは０・００８％にあたる約５８００人だったことが、米疾病対策センター（ＣＤＣ）の調査でわかったと伝えた。

報道によると、ワクチンの種類ごとに必要とされる回数だけ接種を受けた人について、各州が記録した健康状態をＣＤＣが取りまとめた。その結果、接種後に感染した約５８００人のうち、約４００人が入院、74人が死亡したことが判明した。感染者の４割超は60歳以上だったという。同紙は今回の調査結果を踏まえ、「ワクチンは非常に効果的だ」と評

価しつつ、「感染を完全に予防するわけではない」として、マスクの着用や社会的距離の確保などの重要性を改めて指摘した。

ＷＳＪ紙は、「接種後に感染したのは０・００８％」だと強調して、ワクチンは非常に効果的だと印象付けたいらしいが、ここにも落とし穴がある。米国人は、ワクチンを打っても打たなくても、99％以上が感染しないはずだ。だから、ワクチンに実際には効果がなくても、感染しないままの人がほとんどだ。そういう条件下で、５８００人もが接種後感染したというのは、無視できる数字ではない。

［参考記事］ 各種データから米国でのワクチン死は現時点で５０、０００人程度と推計されるとのこと https://twitter.com/j_sato/status/1408231784899252230

［参考記事］ ワクチンの先行接種をした病院で……クラスター発生 35人が感染 医師・看護師も 北海道札幌市 4月16日（金） 北海道放送（株）

大手メディアも「ワクチンで逆に感染拡大」と報じる

さて、天下の『ザ・ニューヨーク・タイムズ』が、去年のうちに、ワクチンに冷や水を浴びせかけている。

　ワクチンで逆に「感染が広がる」意外な可能性　重症化は抑えられるが、感染力低下は微妙　ザ・ニューヨーク・タイムズ　２０２０年12月　https://toyokeizai.net/articles/-/396367

●ワクチンを接種した人の中から無症状感染者が出てきて、ひそかに感染を広げる可能性は消えてない。こうした人々が他者と濃厚接触したり、マスクの着用をやめたりした場合には、その懸念はさらに強まる。
●仮にワクチンを接種した人々が静かに2次感染を広げる場合があるのだとしたら、こうした人々が各地域でウイルスを拡散し続け、ワクチン接種を済ませていない人々を危険にさらすおそれがある。
●コロナウイルスで世界初の再感染例となった香港の33歳男性も無症状だったが、他者に

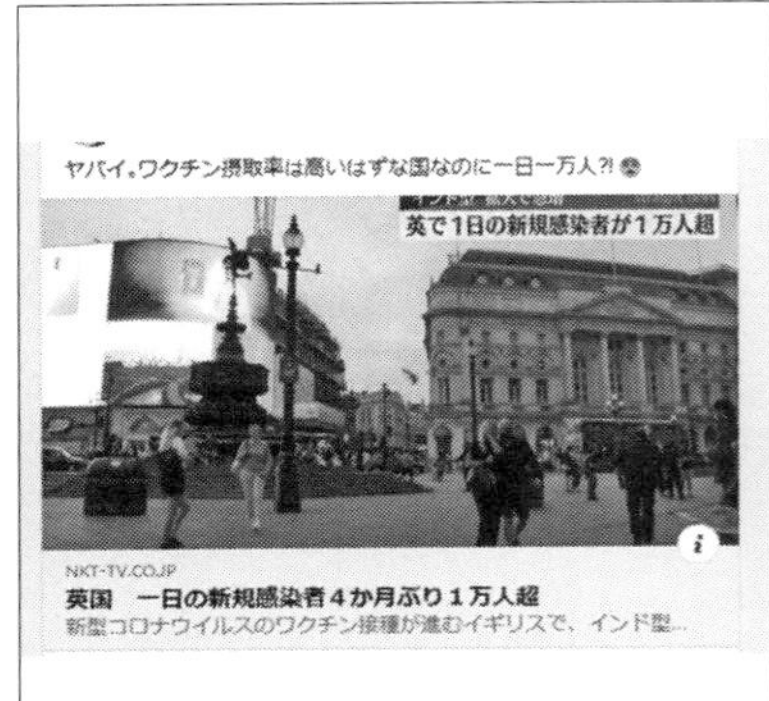

michiyo @Michiyoshikama · 15時間
昨日、堺市役所の近くで倒れている男性が！
その男性は、市役所内で ワクチン接種をした帰りに 突然 倒れられたそうです！
意識はあったけど、喋ることも 自分で体を動かすことも できない！

その後、搬送されましたが…

ご無事を祈るばかりです…

この男性も「因果関係不明」
となるのでしょうね…

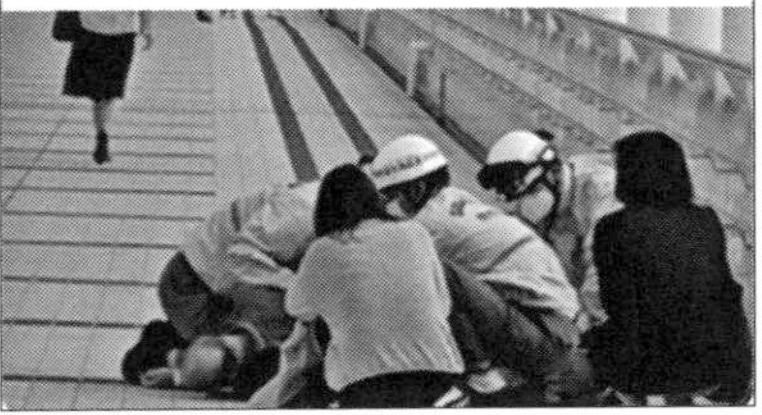

【AFP＝時事】インドネシアで、少なくとも14人の医師が、規定回数のワクチン接種を受けていたにもかかわらず、新型コロナウイルス感染症（COVID-19）で死亡していたことが分かった。同国の医師会が25日、発表した。同国ではワクチン接種を受けた医療従事者が重症化するケースが相次いでいる。

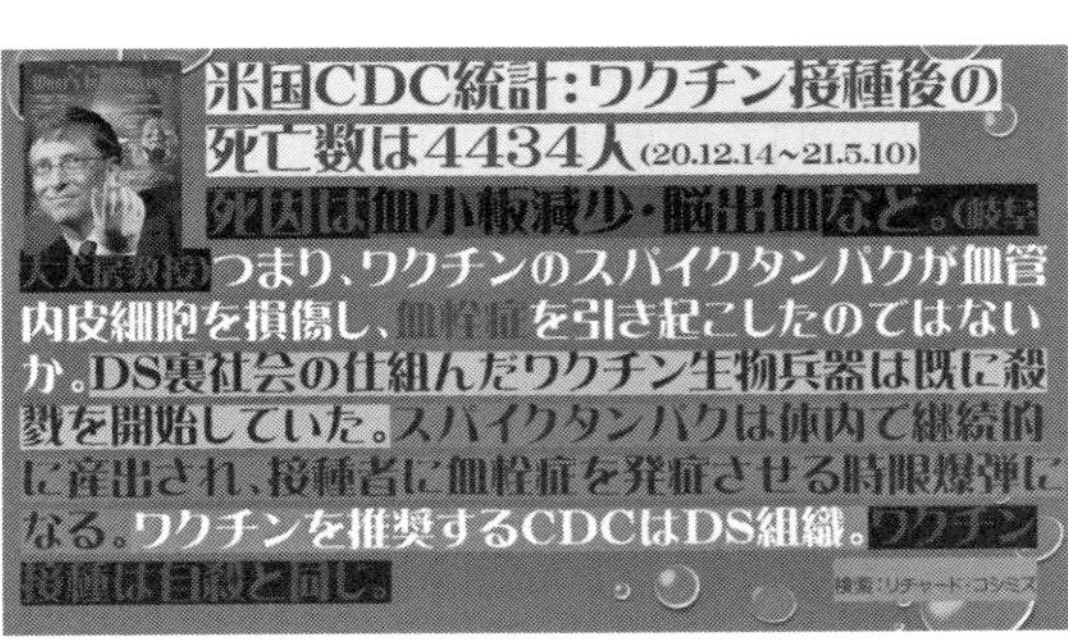

感染させるのに十分な量のウイルスを保有していた。
●ワクチン接種を済ませ、ウイルスを大量に保有しながら無症状となっている人は「誤った安心感を抱いている可能性があるため、実際にはある意味で一段と悪質なウイルスの拡散者になる」（マルドナード氏）。

この『ザ・ニューヨーク・タイムズ』の予想が、今、的中しているのだ。

7. そもそもコロナ対策にワクチンを選択すべきでなかった

ノーベル賞学者からも疑問の声が上がる

当初から、ワクチンの安全性には疑問符がついていた。2018年のノーベル生理学・医学賞学者の本庶佑（ほんじょたすく）先生は、2020年7月の段階で、ワクチンの問題点を明快に解説されている。

「新型コロナウイルスはインフルエンザウイルスやHIVウイルスと同じように、『DNA』ではなく、『RNA』を遺伝子に持つウイルスです。

このRNAウイルスの場合、効果的なワクチンを作るのは難しいことが知られています。ビル・ゲイツは、HIVワクチンなどの開発にこれまで何百億円と注ぎ込みましたが、それでも、ほとんど成功していません。なぜか。

端的に言えば、二重らせんという安定的な構造を持つDNAに対し、一重らせんのRNAは、その構造が不安定で、遺伝子が変異しやすい。インフルエンザのワクチンを打っても効かないことが多いのは、流行している間に、ウイルスの遺伝子が変異していくからです。遺伝子が変異してしまうと、ワクチンが効きにくくなったり、まったく効かなくなったりするのです。

新型コロナも、変異のスピードが非常に速い。中国で発生して以来、世界各地に広がっていく過程で変異を繰り返し、5月末ですでに数百の変異があるという報告があります」

ワクチンを作っても、コロナウイルスが変異してしまうので、ワクチンが効かなくなってしまうのだ。ワクチンは、オリジナルの武漢ウイルスを対象に作られている。だから、武漢ウイルスにしか効かない。

だが、2021年6月現在、日本の流行の主流は、「アルファ（英国変異）株」であり、それも、7月には、「デルタ（インド変異）株」にほとんど置き換わってしまった。そして、さらにウイルスは、新たな変異株に置き換わっていく。変異すればするほど、ワクチンは効かなくなる。その効かないワクチンを、なぜ、菅義偉政権は国民に打とうとしたのか？

菅義偉たちには、別の目的があるのだ。

本庶教授は、コロナの対策にワクチンを採用する前に、アビガンなど、抗ウイルス薬を試用すべきだと言われている。本庶先生ご推薦の治療法とは、潜伏期はアビガン、初期段階は、オプジーボ、重症期はアクテムラ（トシリズマブの商品名）である。

菅政権、厚労省、ＷＨＯのどれもが、ワクチンありきの姿勢で、突き進んできた。まさに「ワクチン真理教」である。アビガンもイベルメクチンも、多方面から治療成績のよさが報告されても、一顧だにしない。議論そのものがなされていない。ワクチン以外の話を意図的に排除しているのだ。

新型コロナウイルスへの治験などが検討される治療薬		
治療薬	発見者・開発者	効用
イベルメクチン	大村智・北里大学特別栄誉教授	抗寄生虫薬
アクテムラ	岸本忠三・元大阪大学長、平野俊夫・前同大学長	リウマチ治療薬
オプジーボ	本庶佑・京都大学特別教授	がん免疫薬

元日本免疫学会の会長で、大阪大学免疫学フロンティア研究センターの宮坂昌之招聘教授は、「コロナはワクチンが作りにくい厄介なウイルスだ」として、「国内で慎重に臨床試験をしないと効果は確かめられず、期間を短縮すると重大な副作用を見逃す恐れもある」と警告している。

ワクチンのおかげで、感染時に、むしろ、病気を悪化させる「悪玉抗体」が作られてしまう。抗体依存性免疫増強（ＡＤＥ）の発現を、宮坂先生も心配されているのだ。

ＢＣＧワクチンもコロナ対策になっていた

ウイルス感染症に対処する方法は3つある。最も大事なのは、自然免疫である。体にウイルスが入ってきても、自然免疫が正常に働くから、発症しない。実際、日本は、欧米の流行国に比べて、当初の感染者数や死者数が極端に少なかった。いったい、何が、日本人の感染者数を欧米の100分の1に落とす原因なのか？

最初に指摘されたのがＢＣＧ接種だった。結核予防のＢＣＧ注射を受けていることが、感染者が少ない原因ではないかと論じられた。実際に、旧ソ連やアジア各国など、ＢＣＧ注射が実施されてきた地域では、コロナ感染者が少ないのは事実だ。

ＢＣＧは、結核の予防薬ではあるが、結核以外の感染症の予防の役割も果たすとわかっている。実際に日本の高齢者介護施設では、主たる死因である肺炎を防止するために、結核ではない入居者にＢＣＧ注射を行っている。

1924年に日本にもたらされたＢＣＧワクチンは、日本で徹底研究され、日本発のＴＯＫＹＯ172株が最も優秀な株として、今でも高く評価されている。その日本株のＢＣＧを接種している国々で、特に新型コロナ患者の発生が極端に少なく済んでいるのだ。100年近い歴史があり、副作用などもわかっているBCGは、日本人の大半が接種している。

ここでやるべきは、時間の経過とともに弱まるBCGの効果を補うために、ツベルクリン反応を行い、必要な場合、BCGを再接種することであり、この手法でコロナをかなり防げたかもしれないのだ。そして、コロナや感染者・死者が夥（おびただ）しい数に上った欧米では、BCG注射自体を実施していないか、とっくに止めてしまった国ばかりだった。

だから、これらの国に日本株を持ち込んで高齢者に接種するくらいの機動力を持つべきだった。ファイザーのワクチンのような、昨日今日作られた正体不明の薬ではない。100年の歴史があり、安全性がわかっている薬だ。

自然免疫を強化する政策をなぜやらないのか

本来、コロナは、細胞性免疫で対処すべき病気である。日本人はBCG注射のおかげで、コロナに感染しにくく、死亡率も低かった。自然免疫を強化する政策を取るべきだったが、DS裏社会の望むワクチン接種を強行に進めてしまった。また、アビガン、トシリズマブ（関節リウマチなどの治療に用いられる免疫抑制剤）、イベルメクチンなどの薬を故意に承認せず、「コロナに薬はない。ワクチンしかない」と強引に誘導した。強い悪意が働いている。

ＷＨＯは、ＢＣＧと感染予防の関係を認めなかった。本来、世界の医学界は、いかに、ＢＣＧがコロナ感染を防いでいるかを研究し、コロナ対策を見つけだすべきであった。だが、ＷＨＯも厚労省も、ＢＣＧのことはなかったことにしたかった。彼らの頭の中には最初から、「ワクチン」しかなかったのだ。ワクチンを唯一の解決策と認定するには、ＢＣＧなどじゃまにしかならなかったのだ。

コロナ感染はビタミンDの欠乏症か

ワクチン接種を進めたい大富豪たちの多くが、二重国籍者であり、米国とイスラエルの国籍を持っている。そのイスラエルが、早い時期に「ＢＣＧにＣＯＶＩＤ－19の予防効果は見られず」とネガティブな治験結果を突き付けてきた。

［参考記事］　ＢＣＧのＣＯＶＩＤ－19予防効果は見られず
https://medical.nikkeibp.co.jp/leaf/all/report/t344/202005/565627.html

──────

論文が掲載されたのは、「イベルメクチンは効果がない」という捏造(ねつぞう)論文を掲載して、世界の医学界の顰蹙を買った（後述）ＪＡＭＡ誌なる超一流医学誌である。さもありなん。ワクチン以外にコロナの薬はあっては困る。だから、早いうちに、偽論文で、ＢＣＧの芽を摘み取ったのだ。

そして、コロナ感染者に特定の物質が不足していることがわかってくる。一つはビタミンＤである。もう一つは、亜鉛である。感染者・重症者の血液を調べると、これらが足りていない。ということは、ビタミンＤや亜鉛を補ってやれば、コロナ発症をかなり防げると思われた。

だが、ＷＨＯも厚労省も、そんな主張を「根拠がない」と一蹴した。根拠がないというなら、ワクチンが最も根拠がない。「新型コロナワクチンの予防接種についての説明書」には、感染予防できるかは不明だと書いてあるではないか。こうやって、すぐにでもできるコロナ予防策が葬り去られていった。

［参考記事］新型コロナ患者の80％以上がビタミンＤ欠乏症であることが明らかに！

２０２０年10月28日

ＣＯＶＩＤ－19の重症患者はビタミンＤ不足であることはかねてから指摘されており、十分な研究結果がまだ示されていないことから、医師から「ビタミンＤを摂取すれば病気を防げるわけではない」と指摘されたこともあります。しかし、その後の研究でビタミン

DがCOVID-19の重症度を低下させることが臨床試験で示されたため、COVID-19とビタミンDの関係には注目が集まっています。そんな中、スペインのカンタブリア大学のホセ・エルナンデス氏ら研究チームが、ビタミンDとCOVID-19の関係性を調査したところ、COVID-19罹患者の80％以上がビタミンD欠乏症であることが明らかになりました。

エルナンデス氏らがスペイン・サンタンデールのマルケス・デ・バルデシーリャ大学病院のCOVID-19罹患者216人を調査したところ、その80％がビタミンD欠乏症であることが明らかになり、女性よりも男性の方がビタミンDが不足していることも判明しました。加えて、ビタミンDが不足しているCOVID-19患者はフェリチンやD-ダイマーなどの炎症マーカーの血清レベルも上昇していることが明らかになっています。

ビタミンDはステロイドホルモンと分類されることもあるもので、カルシウムを小腸から吸収し、骨に吸着させるために必要な栄養素です。ビタミンDが不足するとカルシウムが体内に吸収されず、骨粗鬆（こつそしょうしょう）症や骨軟化症などの骨に関する症状が引き起こされることも知られています。ただし、ビタミンDが体内で足りなくなるビタミンD欠乏症はまだまだ研究段階にあり、骨に関する症状以外にもさまざまな健康上の懸念に関わっていると考えられています。

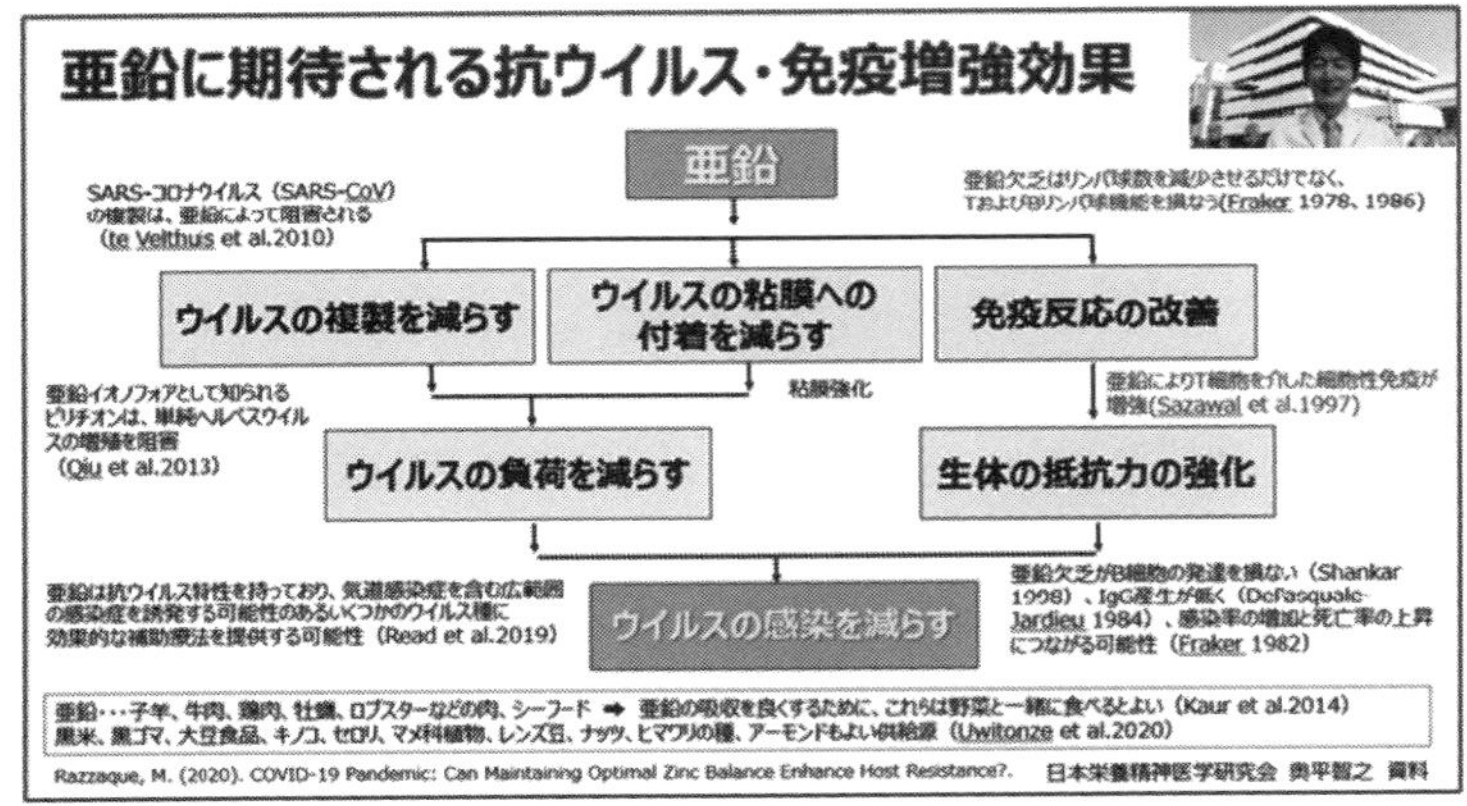
亜鉛に期待される抗ウイルス・免疫増強効果
亜鉛
SARS-コロナウイルス（SARS-CoV）の複製は、亜鉛によって阻害される（te Velthuis et al.2010）
亜鉛欠乏はリンパ球数を減少させるだけでなく、TおよびBリンパ球機能を損なう(Fraker 1978、1986)
ウイルスの複製を減らす
ウイルスの粘膜への付着を減らす
免疫反応の改善
亜鉛イオノフォアとして知られるピリチオンは、単純ヘルペスウイルスの増殖を阻害（Qiu et al.2013）
粘膜強化
亜鉛によりT細胞を介した細胞性免疫が増強(Sazawal et al.1997)
ウイルスの負荷を減らす
生体の抵抗力の強化
亜鉛は抗ウイルス特性を持っており、気道感染症を含む広範囲の感染症を誘発する可能性のあるいくつかのウイルス種に効果的な補助療法を提供する可能性（Read et al.2019）
ウイルスの感染を減らす
亜鉛欠乏がB細胞の発達を損ない（Shankar 1998）、IgG産生が低く（DePasquale-Jardieu 1984）、感染率の増加と死亡率の上昇につながる可能性（Fraker 1982）
亜鉛・・・子羊、牛肉、豚肉、牡蠣、ロブスターなどの肉、シーフード ➡ 亜鉛の吸収を良くするために、これらは野菜と一緒に食べるとよい（Kaur et al.2014）
黒米、黒ゴマ、大豆食品、キノコ、セロリ、マメ科植物、レンズ豆、ナッツ、ヒマワリの種、アーモンドもよい供給源（Uwitonze et al.2020）
Razzaque, M. (2020). COVID-19 Pandemic: Can Maintaining Optimal Zinc Balance Enhance Host Resistance?.
日本栄養精神医学研究会 奥平智之 資料

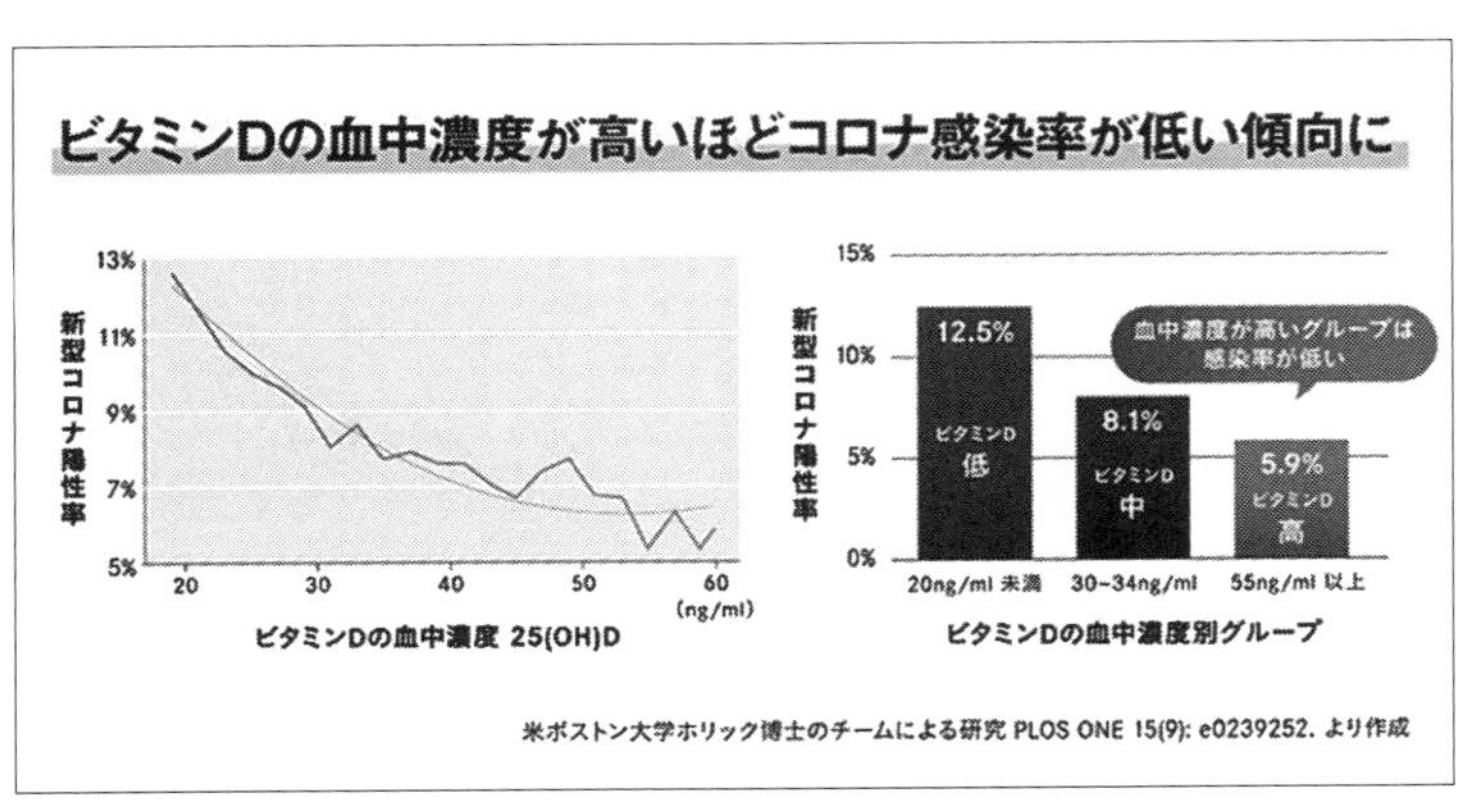
ビタミンDの血中濃度が高いほどコロナ感染率が低い傾向に
13%
11%
9%
7%
5%
新型コロナ陽性率
20
30
40
50
60
(ng/ml)
ビタミンDの血中濃度 25(OH)D
15%
10%
5%
0%
12.5%
ビタミンD
低
8.1%
ビタミンD
中
5.9%
ビタミンD
高
血中濃度が高いグループは感染率が低い
20ng/ml 未満
30~34ng/ml
55ng/ml 以上
ビタミンDの血中濃度別グループ
米ボストン大学ホリック博士のチームによる研究 PLOS ONE 15(9): e0239252. より作成

実際、ビタミンＤを摂取することが免疫系に有益な効果を与えるため、感染症から人体を保護するために役立つともいわれています。

エルナンデス氏は今回の研究結果について、「ビタミンＤ欠乏症の治療は体内のビタミンＤが不足しているＣＯＶＩＤ－19罹患者に推奨されるべき治療法です。このアプローチは血液・筋骨格および免疫システムの両方に有益な可能性があります」と語りました。

https://so-le.com/media/sole/a62

抗ウイルス薬アビガンも封印されてしまった

さて、その次が、アビガンのような抗ウイルス薬である。アビガンは、感染初期に投与すれば、重症化を防げるとわかっている特効薬である。最初に、中国当局が、アビガンに着目し、新型コロナ患者に投与した。治験の結果は良好で、中国は世界で初めて、アビガンを正式承認した。そして、新型コロナ治療の現場に投入した。その後、中国が、いち早く、コロナ禍から脱却したのは、万人の知るところである。

私、ＲＫは、コロナ禍が始まってすぐに「アビガンがコロナ治療に使えるのではないか？」と気が付いた。すべてのＲＮＡウイルスによる病気に効果があるアビガンゆえ、この新しい病気にも使えるだろうと思った。

そこで、２０２０年1月25日の大阪での講演会で、「アビガン投与」に初めて言及したのだ。その後、ロシアもアビガンを承認し、自国で生産を始めた。一番熱心にジェネリック薬品の自国生産に力を入れたのはインドだった。インドは、一時期、非常にコロナ感染の少ない優等国家だったが、アビガンの果たした役割は大きい（その後、ワクチン接種開始で、元の木阿弥（もくあみ）に）。

安倍前首相が早期の薬事承認を示唆し、２０２０年の11月には日本でも承認されるであろうと共同通信が報じた。だが、なんだかよくわからない理由で承認は先延ばしされ、２０２１年11月12日現在でも、まだ、認可されていない。「アビガンは効かない」といった風評が流されているようだが、アビガンを封印しておきたい勢力のネガティブ・キャンペーンの賜（たまもの）である。

アビガンは、「観察研究」の枠組みで、コロナ治療に多用され、成果を上げてきた。この薬が、コロナ禍の早い段階で公式に認められて新型コロナ治療に全力投入されていれば、コロナ禍などとっくに吹き飛んでいたはずだ。ワクチンなど必要ないと世界が認めていたはずだ。だからこそ、アビガンは、汚い手口で封印され、代わりに殺人ワクチンが台頭してきたのだ。黒幕の思惑通りに。

――【参考記事】新型コロナの重症者、77％にアビガンが投与され73％で軽快、16％にEC

MOが施され64％で軽快――全国医学部長病院長会議　２０２０年9月11日（金）
大学病院では、新型コロナウイルス感染症の重症患者を総計４８７名受け入れており、アビガンを77・62％に、人工呼吸器を73・10％に、ＥＣＭＯを16・02％に、ネーザルハイフローを4・52％に投与・実施するなどしている――。
効果を見ると、アビガン投与では72・75％が、人工呼吸器装着では67・98％が、ＥＣＭＯ装着では64・10％が、ネーザルハイフロー装着では77・27％が軽快している――。
全国医学部長病院長会議が9月10日に公表した「新型コロナウイルス感染症に関する大学病院の経営状況調査」および「新型コロナウイルス感染症における重症症例に対する治療実態調査結果」から、こういった状況が明らかになりました。（以下略）
https://gemmed.ghc-j.com/?p=36000&fbclid=IwAR3KQtHkOntQ4XMongY24_G3Dv7CuMJz2sJrqVLLgiZMliIS4BJZQxZ1H-I

アビガンが承認されない「大人の事情」

アビガンは、日本で多くの人命を救ってきたほか、中国やロシア、インドでも現地生産されて、大成果を上げている。氏素性のわからないインチキワクチンなど止めてしまって、アビガンを感染初期に投与すれば、それ以上症状が進むことはなく、結果、ＩＣＵが満床になったり、ＥＣＭＯが足りなくなったりしないで、死者も発生しなかったであろう。２０２０年のうちに日本のコロナは収束してしまったはずだ。

だが、日本政府も厚労省も、アビガンを脇に追いやり、謂(いわ)れのない中傷を浴びせて、遠のけた。彼らにとって、アビガンは、ワクチン登場の障害物でしかなかったのだ。

現状は、「諸外国のアビガンの治験の結果を見て承認の是非を判断する」ということになっているが、結論から言うと、厚労省は絶対にアビガンを承認しない。理由は「大人の事情」である。日本がアビガンを正式承認などしたら、ビル・ゲイツさんが血相を変えて怒鳴り込んでくる。政府首脳の首が空中に飛ぶ。

3番目の対策が、抗体を生み出すワクチンということになるが、ワクチンの開発には少なくとも10年の時間が必要で、安全性の確認のために膨大な治験が求められる。過去に、危険性が拭(ぬぐ)えずに中止となったワクチンは、エボラワクチンなど何種類もあるのだ。ワクチンという手法自体を有害無益だと、認めない学者も多いのだ。

新型コロナ感染上位20とBCG日本株接種国						(5/19現在)
国・地域	感染者	/百万人	死者	/百万人	BCG全員接種	BCG株特記
米国	1,512,753	4,570	90,246	273	なし	
ロシア	290,678	1,992	2,722	19	継続	ロシア株
ブラジル	254,220	1,196	16,792	79	継続	モロー株
スペイン	249,460	5,334	27,709	592	一時期	
英国	246,406	3,630	34,796	513	一時期	
イタリア	225,886	3,736	32,007	529	なし	
フランス	179,927	2,757	28,239	433	一時期	
ドイツ	175,106	2,090	7,983	95	一時期	旧東独ロシア株
トルコ	150,593	1,786	4,171	49	継続	ロシア株含む
イラン	122,492	1,458	7,057	84	継続	パスツール株
インド	96,169	70	3,029	2	継続	ロシア株含む
ペルー	94,933	2,879	2,789	85	継続	
中国本土	82,954	58	4,634	3	継続	
カナダ	78,072	2,069	5,842	155	なし	日本株一部接種
サウジアラビア	57,345	1,647	320	9	継続	日本株
ベルギー	55,559	4,794	9,080	783	なし	
メキシコ	51,633	400	5,332	41	継続	日本株も一時
チリ	46,059	2,410	478	25	継続	ロシア株含む
オランダ	44,141	2,577	5,694	332	なし	
パキスタン	42,125	191	903	4	継続	日本株
バングラデシュ	23,870	145	349	2	継続	日本株
日本	17,049	135	769	6	継続	日本株
フィリピン	12,718	116	831	8	継続	日本株
マレーシア	6,941	214	113	3	継続	日本株
イラク	3,554	88	127	3	継続	日本株

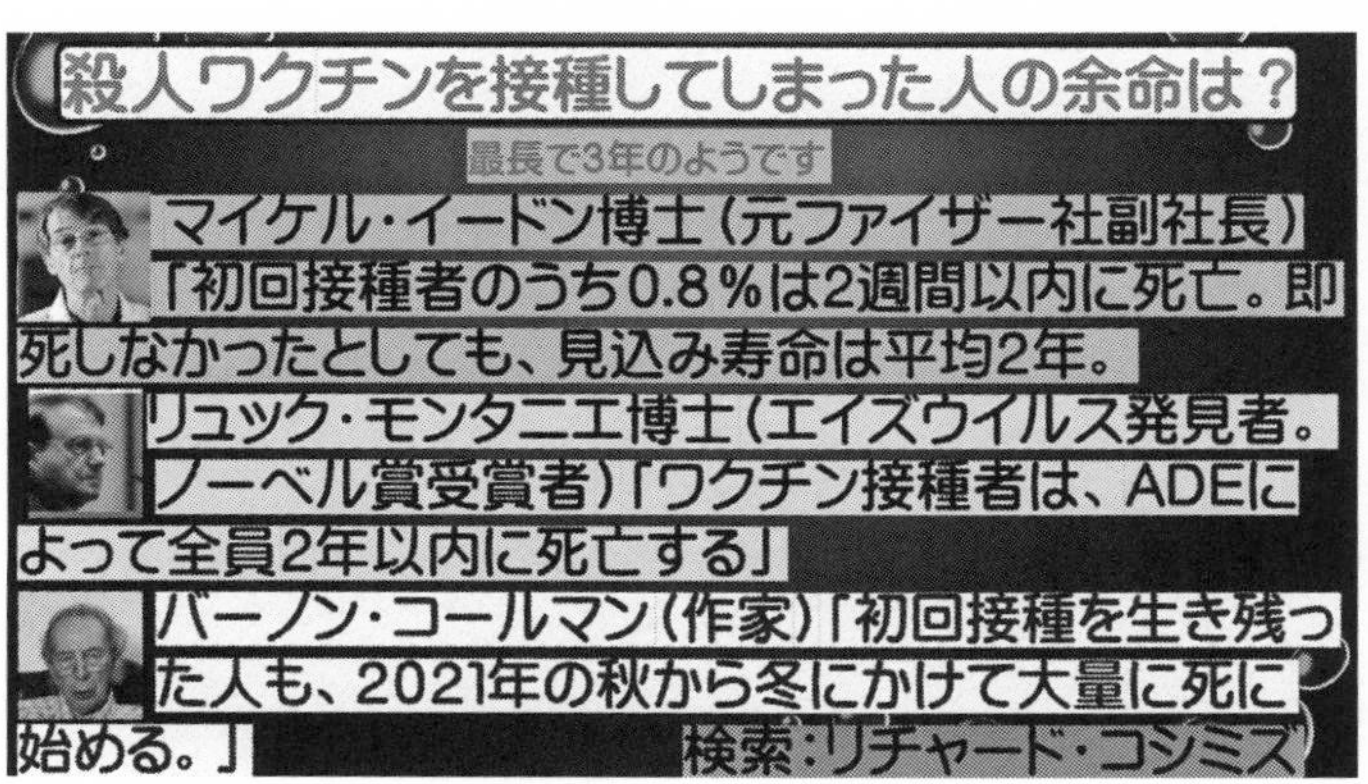

殺人ワクチンを接種してしまった人の余命は？

最長で3年のようです
マイケル・イードン博士（元ファイザー社副社長）「初回接種者のうち0.8％は2週間以内に死亡。即死しなかったとしても、見込み寿命は平均2年。

リュック・モンタニエ博士（エイズウイルス発見者。ノーベル賞受賞者）「ワクチン接種者は、ADEによって全員2年以内に死亡する」

バーノン・コールマン（作家）「初回接種を生き残った人も、2021年の秋から冬にかけて大量に死に始める。」

検索：リチャード・コシミズ

8．誰もワクチンを打ちに来ないので、職域接種で接種圧力

大規模接種会場で閑古鳥

菅政権は満を持して、大規模接種会場なるものを開場した。さぞかし、千客万来かと思ったら、閑古鳥だとわかった。がらがらの会場を埋めるために、急遽(きゅうきょ)、東京、大阪以外の地方の人も接種できることにした。全然集まらない。そこで、年齢制限を外して、64歳～18歳まで摂取できることにした。集まらない。どういうことか？

国民は、ワクチンに対する漠然とした不信感を持っている。1回目の接種には多少集まったが、副反応が酷(ひど)くて、2回目が怖い。1回目で会場で倒れた人や後で死んだ人の話も耳に入る。はじめて、ワクチンで死んだ人が、知り合いの中に現れる。怖い。結果、2回目はキャンセル者が多発。1回目の1割しか接種に来ない。

2021年4月～6月までの65歳以上の高齢者の接種率は、21・83％だが、2回目接種者は、

わずか2・4%しかない。1回目で、接種の異様さ、恐ろしさを肌で感じるのであろう（その後、政府のテロリストたちが、国民を接種に追い込んで、欧米を超える接種率になったそうだが）。

大規模会場のなかでも、珠玉の閑古鳥大賞を受賞したのが、広島サンシャイン会場であった。2日間で4000人の枠を設けたが、3人しか応募がなかった。結局、この会場はキャンセルになった。ここまで、ワクチン接種は嫌われているのだ。こんなに人気がないのなら、ワクチン接種など止めてしまえばいいのに。

大人がダメなら、子供に接種しようと河野太郎は考えたらしい。小中学生に集団接種しようと企（たくら）んで公表した途端に、役所の電話は抗議電話で鳴りっぱなし。あちこちで、接種中止となった。子供がダメなら、実は、大人もダメなんだが。全部止めたらいかがかと思うが。

［参考記事］　小中学生2700人への集団接種、ツイッターで「強制接種」と批判出て見直し（岡山県総社市）
https://www.yomiuri.co.jp/national/20210607-OYT1T50280/
高校生にワクチン接種方針の奥尻島で役場に抗議電話相次ぐ

https://www3.nhk.or.jp/sapporo-news/20210608/7000035138.html]]]/

「人殺しに加担している」12歳〜15歳にワクチン接種始めた町に〝批判電話〟が殺到　更新：２０２１年６月８日

https://www.mbs.jp/news/sp/kansainews/20210608/GE00038663.sht

[参考記事]　12〜15歳への接種に抗議１４０件、脅迫めいた電話も…町はコールセンターを停止（京都府伊根町・読売新聞オンライン・６月８日）

https://www.yomiuri.co.jp/national/20210608-OYT1T50161/

巷(ちまた)では、いつになく、救急車の出動が頻繁になっている。ピーポーピーポーと煩(うるさ)い。街で、見掛ける救急車には高齢のおじいちゃんが乗せられていく。保険屋さんが、死亡時保険金の支払いがめちゃくちゃ増えているという。葬儀屋さんが忙しいなんていう話も聞く。これは、たくさんの人がワクチンで死んでいるみたいだ。絶対に厚労相の言う数字通りではない。

　ということで、ぜんぜん、殺人ワクチンの接種が進まないので、〝菅義偉一味〟（今後、この尊称でお呼びします）は、職域接種を開始した。企業なら、会社の命令で接種が断れない。最初に、６月13日に全日空、６月21日トヨタが職域接種をした。

　この会社、３年後には社員が大半いなくなるのだなと思うと、可哀(かわい)そうにもなる。日本航空

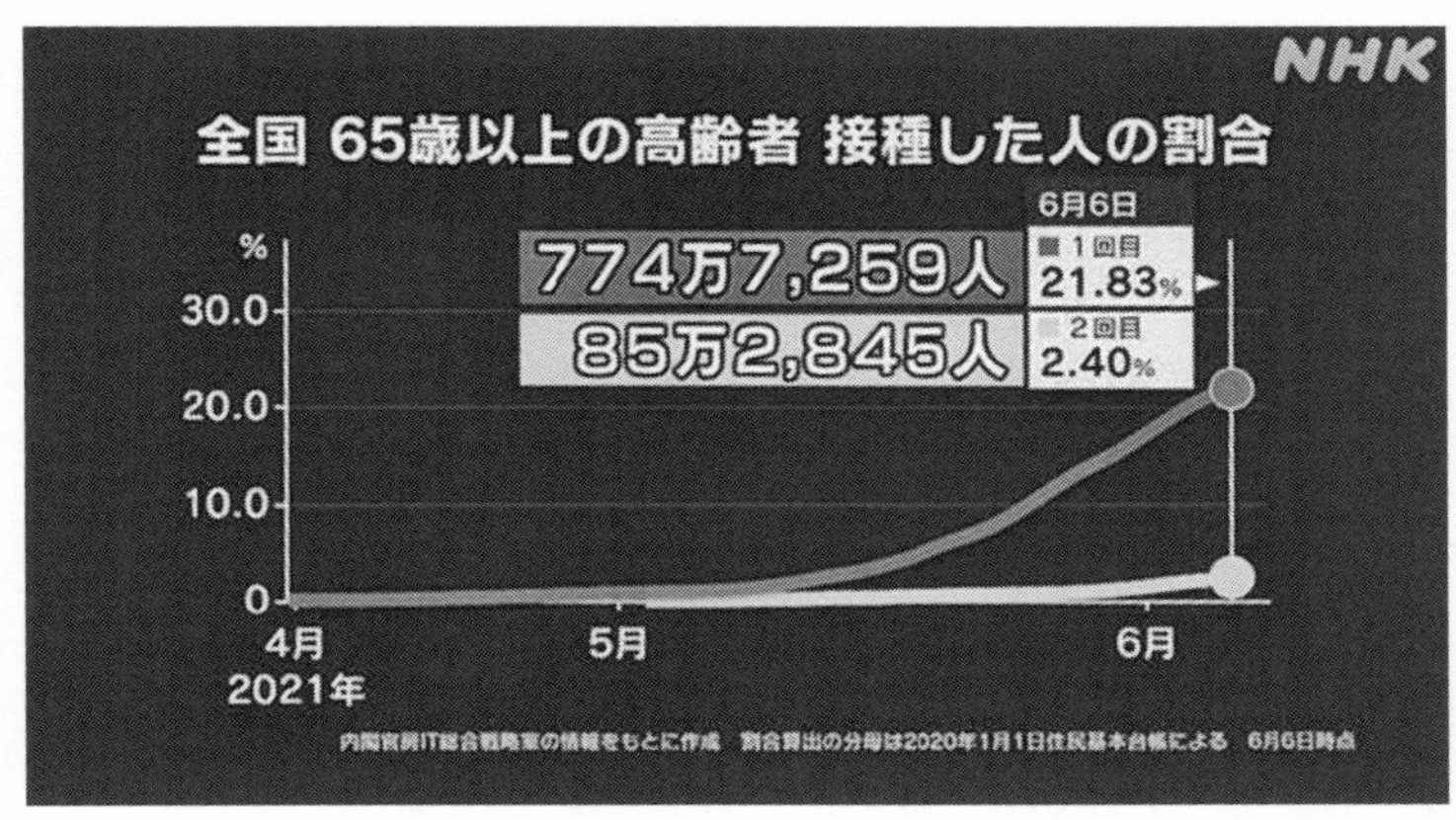

も集団接種しているが、そんなことをしたら、飛行機が飛ばなくなる。既に、医療関係者や消防署員、救急隊員らが接種している。ということは、病院が崩壊する。救急車も来なくなる。だめだ、こりゃ。

「医療者が打つなら安心」と一般人を騙す

変異株パンデミックが発生したときに、病院が機能していなければ、パニックが拡大する。よって、医師にも看護師にも、もっと大勢に殺人ワクチンを打ちたい。そこで、菅一味は嘘をついた。接種者を増やすために「医療関係者の9割は接種している」と嘘の報道。そうではない。「希望者の9割が接種した」が事実だ。実際には、全体の5割程度しか接種していない。「医療関係者が打つなら、安心だ。自分も」というタイプの一般人を騙すためである。

次の強制接種の手口が、「ワクチン接種証明書」である。2021年中には、発行するという。この証明書がなければ。交通機関を利用できない。イベント会場に入れない。飲み屋で酒が飲めない。その類(たぐい)の圧力を掛けて、接種を強要したいのだろう。

だが、我々からすれば、そのワクチン接種証明書とやらを、接種者全員が胸に貼(は)って見えるようにしてほしい。接種者の体からは、危険なスパイクタンパクが出ているので、証明書を見たら、一目散に退避したいのだ。

日本の廃棄ワクチンで迷惑をこうむる台湾とベトナム

さて、どのくらいの割合まで、接種が進めば、ワクチン大魔王はご満足なのだろうか？　5割か？　5割を騙せれば、あとは、接種者の体から漏出するスパイクタンパクが、残りの非接種者のミトコンドリアを破壊してくれるのか？　夏の間の蚊が、接種者の血液を吸い、非接種者に「注射」してくれるから、これで都合、9割を殺すことができるのか？

米国も接種希望者が全然集まらず、ワクチンの3割が余剰となり、廃棄処分へ。日米政府は、このままでは、ワクチンの「賞味期限」が切れてしまうと、諸外国に不良在庫を押し付け。菅一味は、台湾とベトナムに目をつけ、使用期限切れ直前の二級品を提供した。結果、台湾では、死者続出。6月15日に接種を始めて、19日までに67人が死亡した（6月22日までに122人。その後も、続々、増加）。

台湾に提供したアストラ・ゼネカ製ワクチンは、血栓が多発したため、日本政府自体は、国費無償接種のリストから外したものだ。日本で使えないものを期限切れにしてしまえば、国民の批判を受けるので、台湾に「捨てた」のである。台湾では、蔡（さい）政権への批判が巻き起こっている。批判は、菅義偉あてにするべきだったと思うが。

ビル・ゲイツさん、あなたのテロ計画、用意周到で、お見事なんですが、「全部ばれている」という付帯事項付きですね。

第3章

大魔王ビル・ゲイツが推進している生物兵器テロ

1. 世界はバイオテロに晒(さら)されている

米国ではワクチンで5万人が死亡と推定される

米国ベイラー大学医学部教授で内科副部長のピーター・マッカロー博士は、「世界は一種のバイオテロに晒されている」と宣言し、ヒドロキシクロロキンのようなCOVID－19の初期治療法の抑制は「ワクチンの開発と密接に関連している」と言及している。つまり、ワクチン接種を強行するために、ヒドロキシクロロキン（新型コロナのもう一つの特効薬）などの抗ウイルス薬を力ずくで排除しているということだ。

博士は「私たちは、5万人のアメリカ人が死んだと考えています。5万人の死亡者です。つまり、1日当たりのワクチンによる死亡者数は、ウイルス性の病気による死亡者数をはるかに上回っているのです」と語った。米国で5万人の死者であるなら、日本は厚労省の発表した「4桁」であるわけがない。1万人超でもおかしくない。

「ワクチン接種後に門脈血栓症、心筋炎、深刻な記憶障害などの症状が出た人を診察してきた」という。マッカロー博士は、ビル＆メリンダ・ゲイツ財団の関係者から、メディアで悪質な攻撃を受けたという。

ビル・ゲイツのスタッフが、マッカロー博士の「ワクチンによる血栓症の発症の報告」を潰したがるのにも理由がある。ゲイツ・ワクチン大魔王様の秘密を暴露したり、逆鱗に触れるとネット界を完全支配しているゲイツさんのお仲間のＧＡＦＡ（Google, Apple, Facebook, Amazon）などのＩＴ企業からアカウントを停止される。新型コロナに関してＷＨＯと異なる意見を書き込むと投稿禁止になる。ザッカーバーグさんもゲイツさんのお仲間なのである。

かくいう私、ＲＫも、堂々のYouTube出入り禁止措置の栄誉を頂いている。私のアップロードした動画は、よくわからない理由で削除される。もっとも、有志がすぐに別アカウントで同じ動画を上げる。それも数時間で消される。YouTubeには、ディープステイト裏社会に不都合な動画を片っ端から消す「担当者」が大量に雇われている。マッカロー博士は「ワクチンは世界の人口を減らすために作られたのではないか」という冷ややかな説を説いているが、これは、シンプルに「その通り」である。

武漢ウイルス研究所に資金提供していた米国の大手ネット会社G

その人口削減ワクチンの開発には、武漢ウイルス研究所が主役を演じたのではないかと報じられているが、その武漢ウイルス研究所のスポンサーが誰であったかという点を探っていくと、あきれてものも言えないような名前が出てくる。グーグルとアンソニー・ファウチである。グーグルが、ワクチンに疑問を呈する投稿を半狂乱で削除するのも、さもありなんということだ。グーグルは、殺人ワクチンの開発そのものに関わっていたのだ。なぜか？　後述する。

［参考記事］ GoogleとＵＳＡＩＤは、武漢の共同研究者であるピーター・ダサックのウイルス実験に10年以上にわたって資金を提供していた　２０２１年6月20日　https://thenationalpulse.com/exclusive/google-funded-wuhan-linked-ecohealth-research/

米国の新型コロナウイルス対策の中心人物は、国立アレルギー感染症研究所のアンソニー・ファウチ所長である。過去には、メディアによく露出して、国民の人気を勝ち取ったシオニスト・ユダヤ人である。最近は、武漢の感染症研究所のウイルス研究に資金を提供していたと発覚して、メディアの攻撃の的になっているが。このファウチ氏、ビル・ゲイツ氏とも近い関係にある。そして、この方もワクチン真理教の最高幹部である。ファウチが、ワクチンを推進して、ＦＤＡが緊急使用許可を出したのだ。ファウチの背後には誰がいるか？

［参考記事］　ファウチ所長、全国民がワクチン接種なら来夏にも「正常化」２０２０年12月13日　CNN.co.jp　https://www.cnn.co.jp/usa/35163775.html

（ＣＮＮ）米政府の新型コロナウイルス予防策を担う中心人物の1人であるファウチ米国立アレルギー感染症研究所長は13日までに、全ての米国民がワクチン接種を受けた場合、日常生活の正常化は来年の夏あるいは秋の初めまでに実現する可能性があるとの見方を示した。ＣＮＮの取材に、正常化の到来はどれだけ多くの米国民が迅速にワクチン投与を受けるかにかかっているとも強調した。

米国内のワクチン準備については米食品医薬品局（ＦＤＡ）の諮問委員会が米製薬大手ファイザーとドイツのバイオ企業ビオンテックが開発したワクチンの緊急使用許可を勧告。これを受けＦＤＡが11日、承認に踏み切った。

「混ぜるな危険」のバイナリー兵器ワクチン

米国海軍の生物兵器研究者で、米国外科医協会の前理事長であるリー・メリット博士は、現在のコロナウイルス・ワクチンが人々に対して配備されている危険な生物兵器であると考えているという。「コロナウイルス・ワクチンが感染防止ではなく、あとになって、2回目のウイルス感染しやすくするために、我々の遺伝暗号を書きかえている」と見ている。ワクチンは、コロナ感染対策ではなく、コロナを感染させるのが目的の生物兵器だったのだ。私、RKもそう断言する。

今回のメッセンジャーRNAワクチンは、抗体依存性免疫増強（ADE）を予期したバイナリー兵器（2つの化学物質を投射時に混ぜて毒を作る兵器）であり、「混ぜるな危険」的兵器なのだ。mRNAワクチンを打っておいて、2年後にADEを期待したコロナ変異株を放出する。「混ぜるな危険」状態になっている人体が、見事にADE感染して発症し、重症化する。

これで命はもう持たない。

―――［参考記事］リー・メリット博士の警告文

https://note.com/cosmic_blues/n/ne9d800ca4147

しかし、この「混ぜこぜ時期」は、2年後ではないかもしれない。米国経済が破綻（はたん）に直面し、ビル・ゲイツたち大富豪の懐具合が悪くなりつつあり、世界のセレブが少女性愛スキャンダル発覚に怯（おび）える今、ＡＤＥ大作戦は前倒しで実施されるかもしれない。

イベルメクチン開発者の大村博士も人工ウイルスを示唆

新型コロナウイルスの感染者の総数は、２０２1年9月5日の段階で、全世界で2億２００0万人を超え、累積死亡者数は４５０万人に達している。とても大きな数字ではあるだが、世界人口は78億７５００万人である。感染者全員が今後死んだとしても、全人口の３％に満たない。人類を90％削減したいと考えている人たちがいるが、ウイルスで人類を淘汰（とうた）しようとすることは不可能だ。現実的ではない。

彼らは、新型コロナウイルスという人工のウイルス、つまり、生物兵器を開発した。その際、米国のアンソニー・ファウチやハーバード大の学者が、中国武漢のウイルス研究所に資金援助やウイルスの提供をして開発させていたのではないかと疑われている。武漢の研究所は、米国の大富豪たちとつながった江沢民一派の支配下にある。中国の「ワル」と米国の「ワル」が共同して、悪魔のウイルスを捏造したと見る。

なんとイベルメクチンの開発者の大村智教授も、新型コロナは人工ウイルスであろうと推測されている。

以下、大村博士の2020年12月の発言。

「(新型コロナウイルスで)もう一つ恐ろしいのは、新型コロナウイルスの遺伝子は遺伝子配列の4か所がエイズウイルスと同じだという点です。エイズウイルスは今なおワクチンができていませんが、それと類似の性質を新型コロナウイルスも持っているわけです。

(中略)

こういう特徴を見る限り、このウイルスが自然にできたとはなかなか考えにくいんですね。人工的につくられたのではないかと思われるフシがいっぱいあります。実際、エイズウイルスの発見者リュック・モンタニエ博士は『遺伝子配列の4か所がエイズウイルスと同じというのはどう考えても不自然だ』とはっきり指摘しています。

だけど、それを証明するのは困難ですね。発生源とされる武漢のウイルス研究所に軍隊が乗り込んで証拠になりそうなものをすべて破壊し、関係者の口封じをしたとされているからです。

新型コロナウイルスが蝙蝠などの動物によるものなのか、あるいは人工的につくられたものなのか、いまとなってはそれを摑むことが困難になっているのが残念と言う他ありません」（月刊『致知』致知出版社、２０２０年12月号より。括弧は引用者注）

彼らが用意したワクチンこそが、「本命」の殺戮兵器

大富豪たちは、まず、人工ウイルスを野に放つ算段をした。初期のコロナ患者を乗せて横浜港に到着した豪華クルーズ船の所有者はもちろん、大富豪の仲間の、イスラエル生まれのハザール系ユダヤ人である。

このクルーズ船の中で、新型コロナウイルスが「培養」され、乗客乗員が世界に散らばることで、世界に新型コロナを蔓延させた。日本政府は、当初から、このバイオテロの主役の座を任されていたのだ。テロリストの共犯者だったのだ。

イスラエル国籍の乗客たちは、イスラエル政府のチャーター機で帰国したが、船内で何をやっていたのか、ぜひ知りたい。彼らの母国での「生業」もぜひ知りたい。ウイルスを扱う仕事に従事していないかどうか。

さて、新型コロナウイルスを世界にばら撒くことには一応成功した。今度は「ウイルスと戦

う」と称して、緊急開発したワクチンが登場した。もちろん製薬企業も軒並み、ハザール大富豪の持ち物だ。WHOもCDC（米国疾病予防管理センター）もFDAも厚労省も、こぞってワクチンを推しに推した。税金を使って、ただで接種をしてくれる。

大富豪たちが所有する大手メディアは、こぞって、「ワクチン、ワクチン、ワクチンを打て」と大合唱する。米国では新型コロナに感染して入院するだけで700万円も掛かる。重症化すると2000万円だ。だから、情報弱者は怖がってワクチンにすがる。ワクチンで感染予防しないと、破産する（もっとも、感染予防の効果はほぼないのだが）。

そして、彼らが用意したワクチンこそが、「本命」の殺戮兵器だったのだ。ワクチン接種により、脳や心臓の血栓症、不妊症、糖尿病、認知症、がんや白血病を発症する。このワクチンの接種を強制することで、人類の90%を削減できるのだ。人工ウイルスは、悪魔のワクチンを導入するための口実作りに使われたのだ。

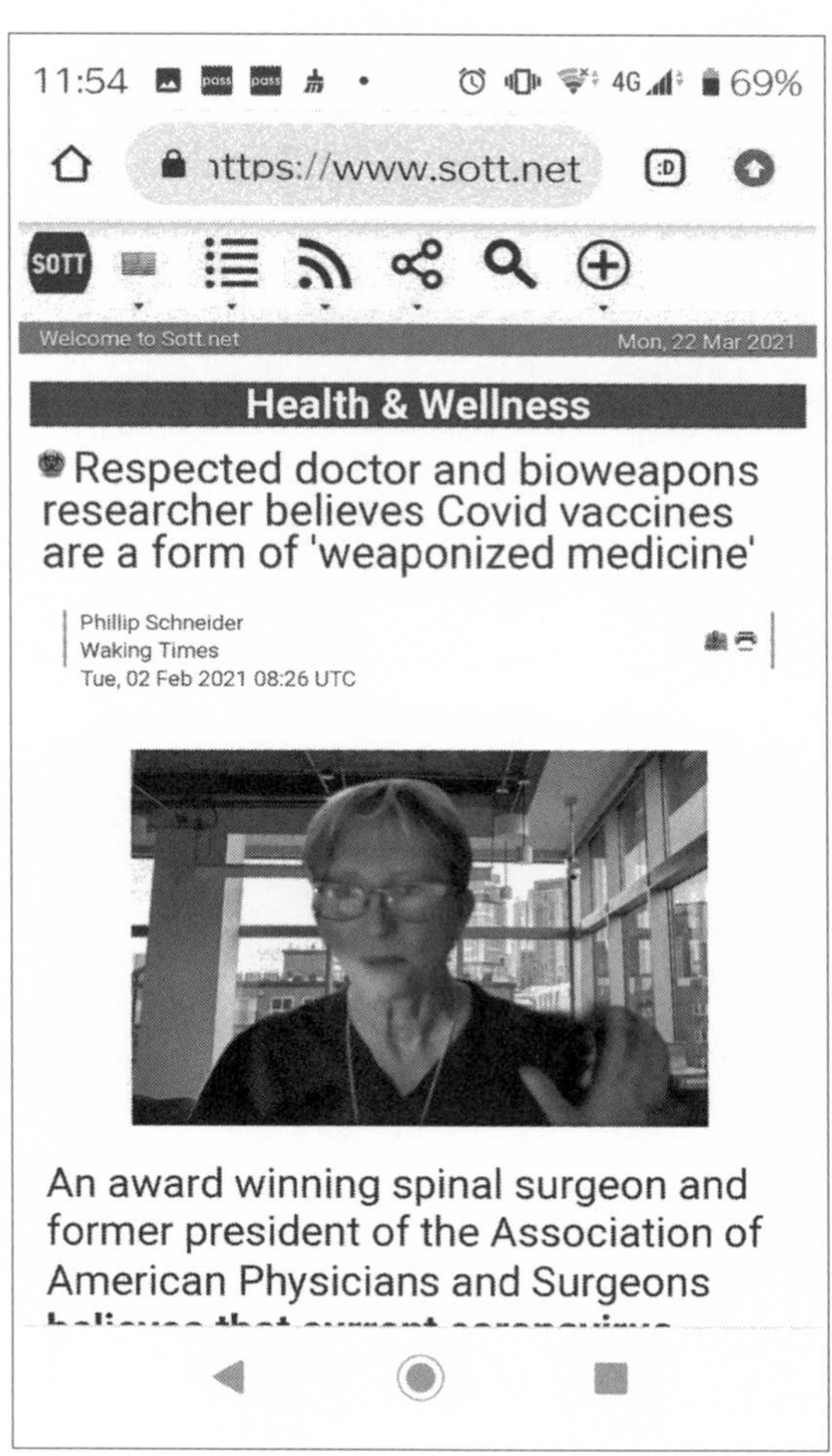
11:54
69%
https://www.sott.net
SOTT
Welcome to Sott.net
Mon, 22 Mar 2021
Health & Wellness
Respected doctor and bioweapons researcher believes Covid vaccines are a form of 'weaponized medicine'
Phillip Schneider
Waking Times
Tue, 02 Feb 2021 08:26 UTC
An award winning spinal surgeon and former president of the Association of American Physicians and Surgeons

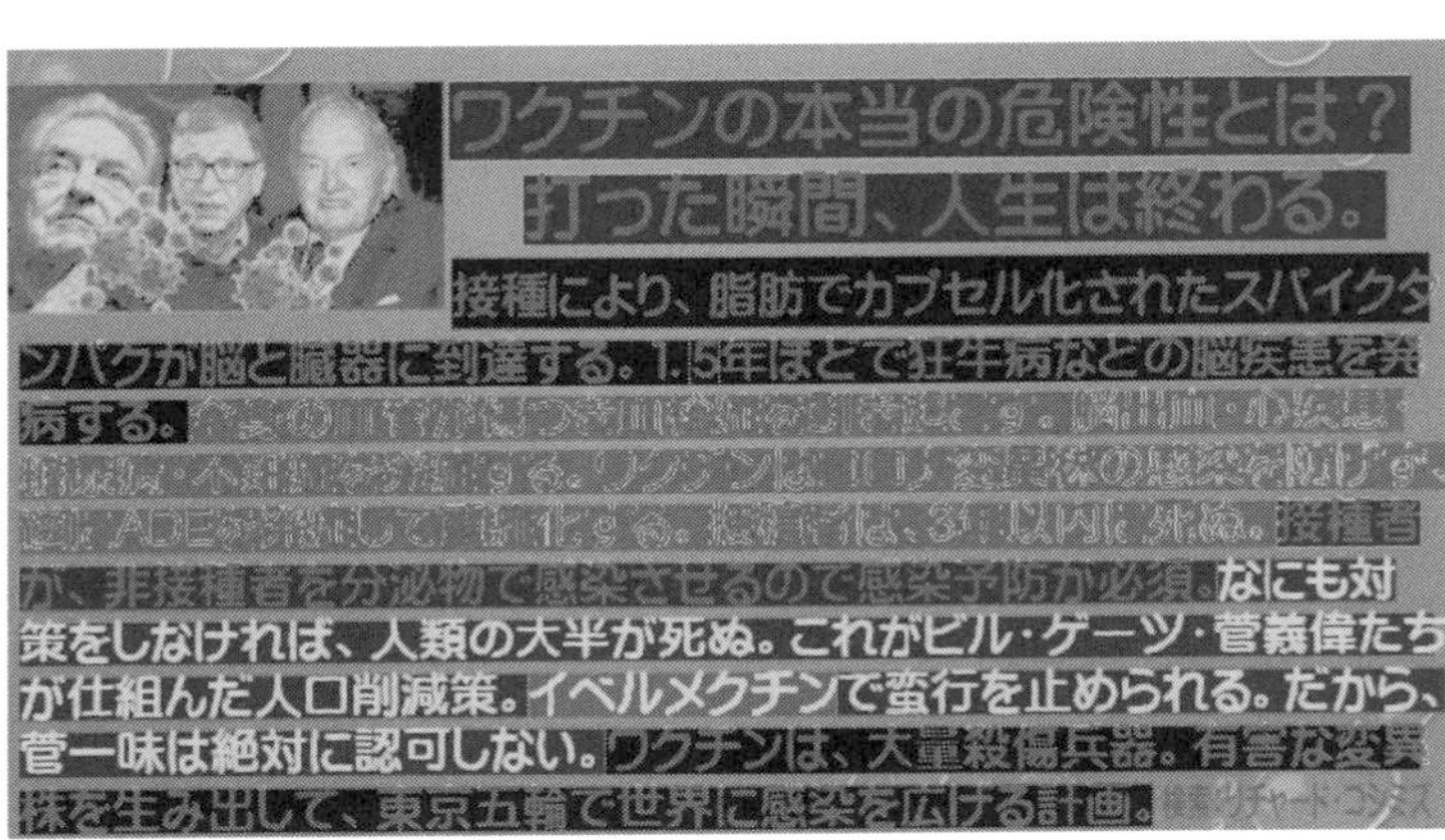
ワクチンの本当の危険性とは？

打った瞬間、人生は終わる。

接種により、脂肪でカプセル化されたスパイクタンパクが脳と臓器に到達する。1.5年ほどで狂牛病などの脳疾患を発病する。

接種者が、非接種者を分泌物で感染させるので感染予防が必須。なにも対策をしなければ、人類の大半が死ぬ。これがビル・ゲーツ・菅義偉たちが仕組んだ人口削減策。イベルメクチンで蛮行を止められる。だから、菅一味は絶対に認可しない。ワクチンは、大量殺傷兵器。有害な変異株を生み出して、東京五輪で世界に感染を広げる計画。

検索:リチャード・コシミズ

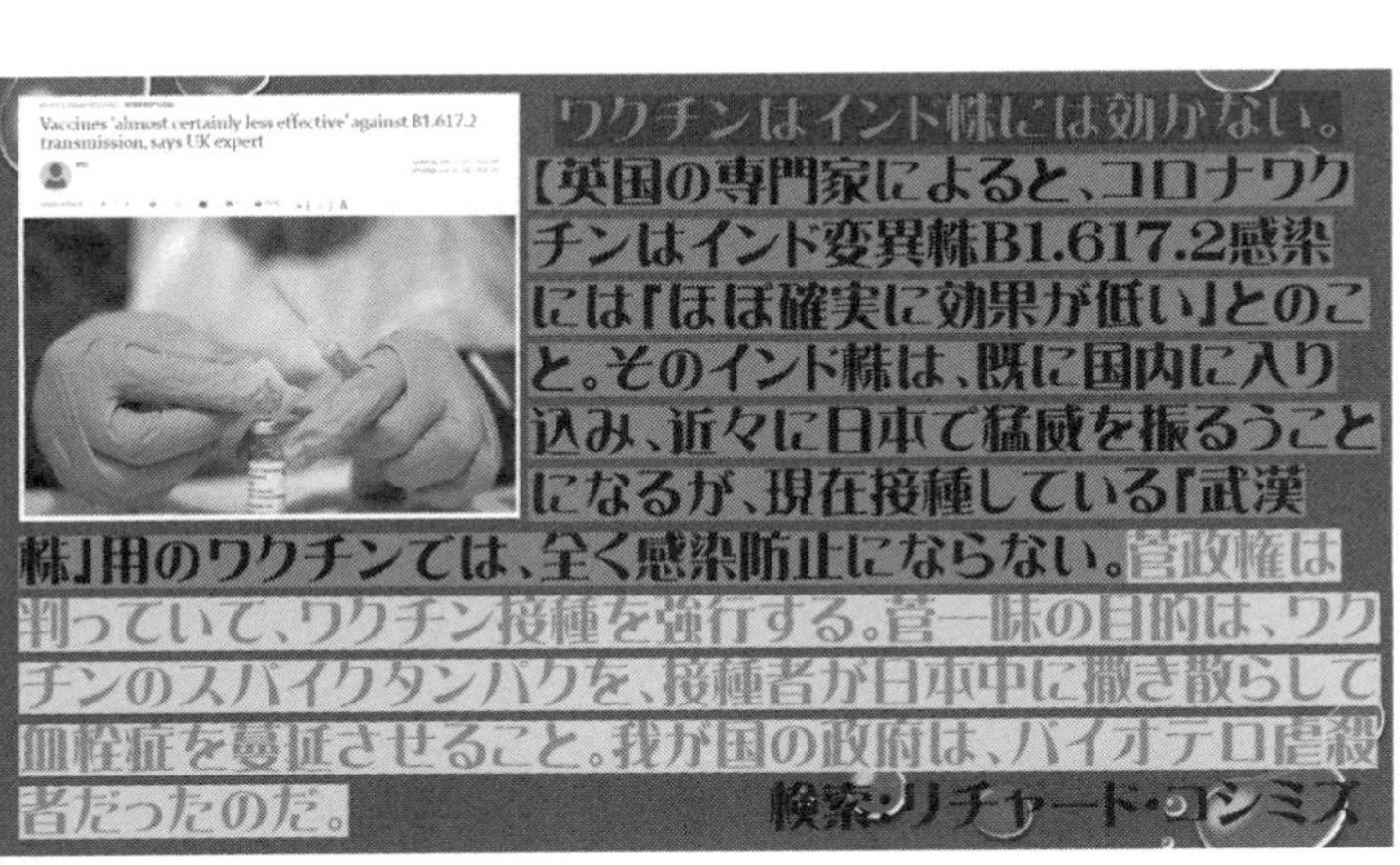
Vaccines 'almost certainly less effective' against B1.617.2 transmission, says UK expert
ワクチンはインド株には効かない。
【英国の専門家によると、コロナワクチンはインド変異株B1.617.2感染には『ほぼ確実に効果が低い』とのこと。そのインド株は、既に国内に入り込み、近々に日本で猛威を振るうことになるが、現在接種している『武漢株』用のワクチンでは、全く感染防止にならない。菅政権は判っていて、ワクチン接種を強行する。菅一味の目的は、ワクチンのスパイクタンパクを、接種者が日本中に撒き散らして血栓症を蔓延させること。我が国の政府は、バイオテロ虐殺者だったのだ。
検索:リチャード・コシミズ

2. 強毒致死性ワクチン接種を世界規模で強制

接種後に血栓症の副反応多し

多くの専門家が指摘しているワクチン接種後の血栓症という副反応は、具体的に、接種者からも報告されているのか？

厚労省は、10月1日、ワクチン接種後に１２３３人が死亡したと発表した。この数字は信用できるか？　できない。厚労省は、「ワクチン接種後の死亡」だと、いかなる定義で判断しているのか？　基準はない。

患者を担当した医師が「コロナワクチン関連死」と判断して、厚労省に報告した場合のみ、この数字に加算される。ワクチン接種後死んだ５人の患者の担当医が「政府に報告すると後々面倒くさい」と隠蔽（いんぺい）してしまっているのが実情だ。

さらには、医師の大半は、ワクチンのことをよく知らない。スパイクタンパクなど、下手をすると名前すら知らない。だから、スパイクタンパクにより、脳梗塞（のうこうそく）や心不全、失明が起きても、ワクチンと関連付けて考える能力も知識もないのだ。

人口統計からも死者急増のデータあり

ワクチン死者は、確実に公表数字の10倍はいる。町中をけたたましく走り回る救急車の出場回数が増えている。殺人ワクチンのなせる業である。厚労省の人口動態調査の結果も、ワクチン死が半端なく多いことを示している。年内までに8万人がワクチンで死ぬと予測されている。

本当の数字を公開すれば、パニックになって、誰一人ワクチンを接種したいと思わないであろう。それに、死因を吟味すれば、ワクチンの作り出すスパイクタンパクが命を奪っていると、馬鹿でもわかる。ワクチンが殺人を目的とした生物兵器であると発覚してしまう。

特に大阪府では、4月～7月まで、前年比で5000人～1万5000人以上、人口減少がみられる。過去5年間のトレンドと全く違う。大阪人は、明らかにワクチンに殺されている。この傾向が、全国的にさらに亢進（こうしん）していく。

こんなにたくさんの犠牲者が出ても、政府は狂気の集団接種を止めようとしない。気でも狂ったのか？　そうかもしれない。安倍政権も菅政権も、閣僚の大半がT一教会のカルト信者だった。この宗教は、ロックフェラー一族の極東代理店だ。親分の命令なら、何でもやる（だからこそ、Ｔ一教会色の比較的薄い岸田新政権に淡い期待を抱いてしまうのである）。

台湾・韓国でも増えるワクチン接種後の死者

日本政府は、使用期限切れギリギリの、使うあてもないアストラ・ゼネカのワクチンを台湾に押し付けた。台湾では喜んで高齢者に接種したが、接種開始後たった4、5日で、67人も死んでしまった。今、台湾では、日本に対して怒りを訴える声が上がっている。

韓国では、接種後２７１人が亡くなっているという。その数は日々増えている。ファイザーワクチンで死んだ人が多い。韓国のワクチン死者の数は、コロナ死者数より間違いなく多い。

本来、マスコミや野党が、この「実数」について追及すべきだ。だが、野党は、ワクチン批判は一切しないし、テレビも死者の数など無関心のようだ。東京五輪で酒を出すべきか否かの方が、大きなテーマだったらしい。マスコミも野党も何の役にも立たない。すべて要らない。

日本のテレビには、ワクチンの危険性に言及する「専門家」は一切出演しない。人選時点で「ワクチンは危ない」と主張する人物は排除されているとしか思えない。

新型コロナワクチン接種後の死亡として報告された事例の概要
（コミナティ筋注、ファイザー株式会社）

1．報告状況

○前回の合同部会（6月9日）以降、コミナティ筋注の副反応疑い報告において、医療機関又は製造販売業者から死亡として報告された事例が新たに81件あり、令和3年2月17日から令和3年6月13日までに報告された死亡事例は計277件となった（別紙1、2）。

○なお、上記に加え、令和3年6月14日から令和3年6月18日までに、医療機関又は製造販売業者から死亡として報告された事例が78件あった。

2．専門家の評価

○令和3年2月17日から令和3年6月13日までに報告された277事例を対象に、専門家の評価を実施（別紙1）。

○評価結果は、以下のとおり。

因果関係評価結果（公表記号）	件数
α（ワクチンと症状名との因果関係が否定できないもの）	0件
β（ワクチンと症状名との因果関係が認められないもの）	5件※
γ（情報不足等によりワクチンと症状名との因果関係が評価できないもの）	275件※

※複数の症状が報告された3症例について、症状別にβ・γの評価が分かれたため、いずれの評価結果も集計している。したがって、件数の総和は症例数とは一致しない。

○追加の報告がなされた場合及び今後の事例についても、引き続き、専門家の評価を進める。

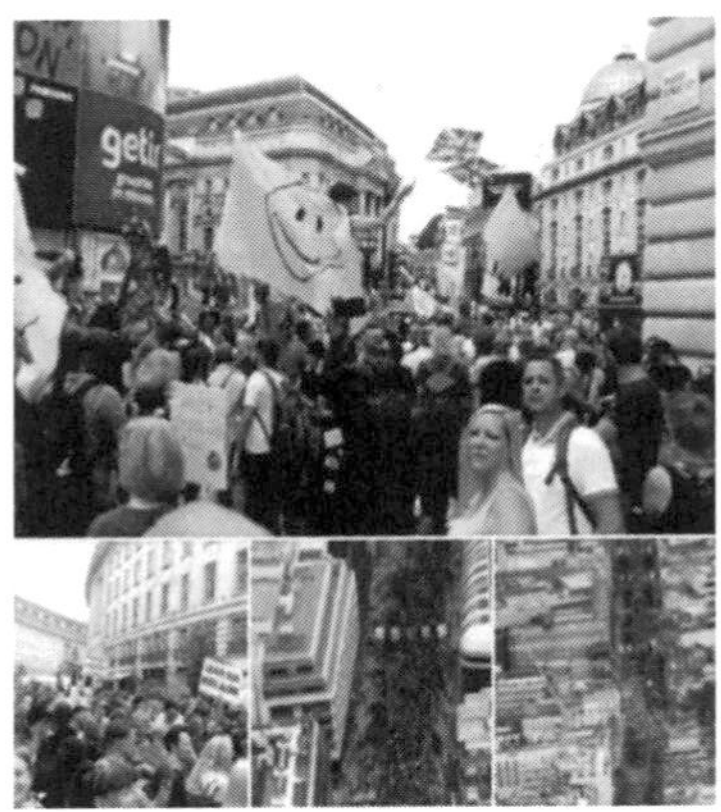

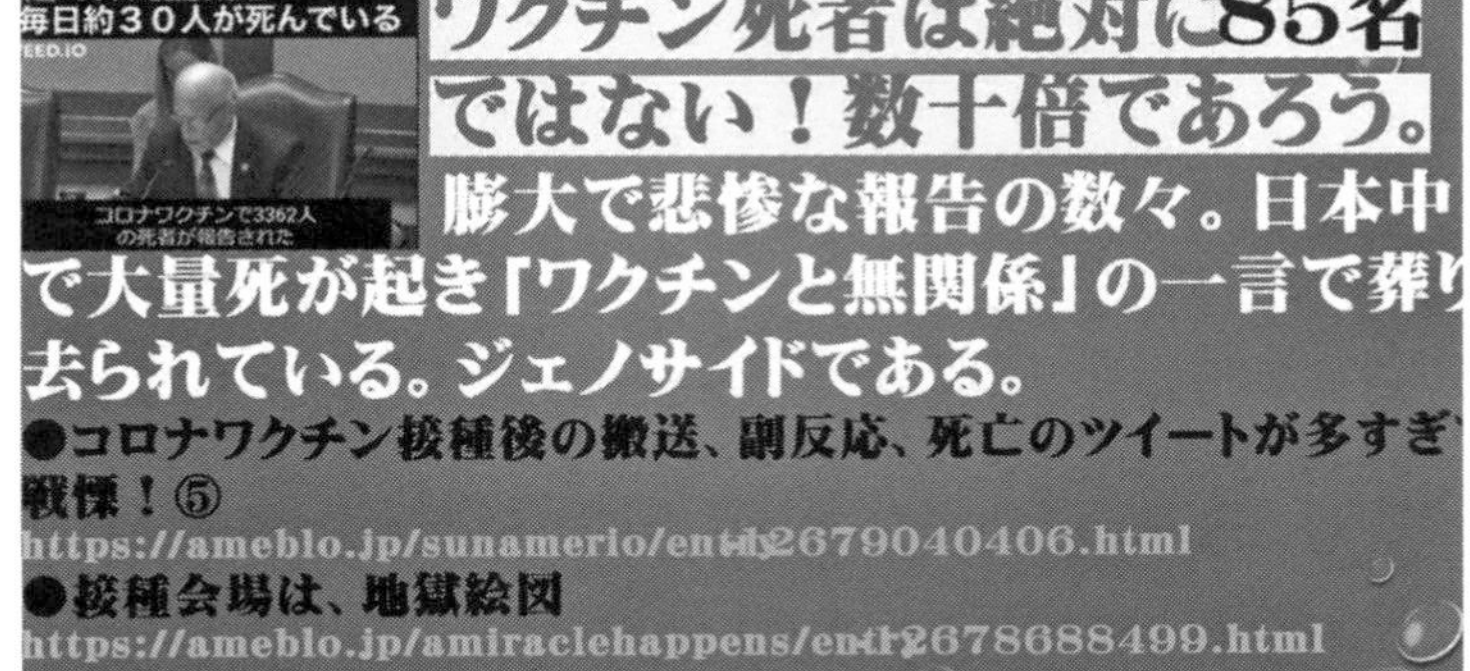

世界中の反ワクチンの動きも報道されず

もう一つ、日本では決して報道されないのが、世界の反ワクチン運動だ。欧米では、膨大な数の民衆が集まって、ワクチンパスポートに反対するデモを繰り広げている。フランスもオランダも英国も、信じがたいほどのたくさんの人たちが抗議のデモに参加している。だが、日本では、全く、報道されない。とにかく、ワクチン接種に水を差すような情報は、完璧に封印される。発展途上国で、抗ウイルス薬が数カ月で、コロナ禍を終息させてしまったといったニュースは、絶対に大衆の目に触れることはない。

そして、ワクチン接種を奨励するために、さまざまな誘導策が打たれる。他のワクチンはみな有料なのに、コロナワクチンだけが無料だ。ワクチンを打つ人には、無料の交通手段が提供される。クーポン券がもらえる。宝くじがついてくる。ワクチンを打った後、仕事や学校を休んでも欠席にならない。打った人だけ、飲食店で酒を飲んでもよいことになりそうだ。至れり尽くせりのスペシャルサービスてんこ盛りである。

なぜ、そこまでして打たせたいのか？　接種率を上げて、集団免疫を獲得したい？　8割が接種済みのイスラエルでは、集団免疫どころか、パンデミック状態だが。

ネット上には多すぎるほどの副反応、死亡例あり

ネット上では、ワクチン接種後の異常事態や死亡事例が多々報告されている。

［参考記事］　報告は氷山の一角！　コロナワクチン接種後の副反応、死亡のツイートが多すぎて戦慄(せんりつ)！　⑰　２０２１年6月26日
https://ameblo.jp/sunamerio/entry-12682667393.html

この副反応報告サイトには、膨大なワクチン重症患者や死亡事例が集まっている。これをみればわかる通り、厚労省発表の死者数など、「あまり波紋を呼ばないように手を加えた」改竄(かいざん)数字とみて間違いない。厚労省が、気味の悪いバイオテロリストに占拠されている以上、どんな不正をやってもおかしくない。

「義母が2度目のワクチン接種後、大量の鼻血」
「介護施設でワクチン後3人死亡。ワクチンが死因と認定されたのは1人だけ」

「近くの病院の若い看護師が接種4日後死亡」「ワクチン後、不正出血。子宮激痛」

「友人がワクチン接種後、死産」

「仕事関係者が接種後血栓で死亡」

「隣家の人が接種数日後に搬送され脳出血で半身不随になった」

「同僚の母親が接種1週間後に脳梗塞で体が麻痺（まひ）。血栓症」

「友人の母親が接種後赤斑が出たので血液検査したところ、深部静脈血栓症で血小板減少」


こんな報告が読み切れないほどある。死者の数は、絶対に1233人ではない。1万2330人ですらない。もっと多いはずだ。

女性の「不正出血」の報告が非常に多い。血栓症を引き起こすのは、ワクチン接種によって、体内で産出されるスパイクタンパクである。これが、特に卵巣に多く蓄積される。その事実をファイザーの内部文書も示唆している。卵巣で血栓症が起きるから、不正出血と認識されるのだ。


不正出血の報告の一部をツイッターの書き込みからご紹介しよう。

「娘（20）の症状　5月10日接種後同日夜中救急搬送　右側卵巣が腫（は）れ出血　入院」

← ワクチン 不正出血

話題のツイート　最新　ユーザー　画像　動画

mobmi@訪問看護 @mobumi_… · 1日
おはようございます。
ワクチン接種後3日目ですが、**不正出血**が起こっています。
検索すると結構ヒットするんですね、**不正出血**。因果関係は未だわからないようですが…。
ちなみに腹痛などは今のところなし。元々排卵出血などがある体質です。参考までに。
27　43

@kkkayoung_3 · 1日
初めて**不正出血**あってびくびくしてる…
ワクチン打ってから6日目だけど関係あるのかな？
24　30

貴菜子✽*⋆ @Kinaco_ASMR · 3日
コロナ**ワクチン**の副反応かは分かりませんが、5/12に摂取し昨日から下腹部痛があり本日**不正出血**しました(;°;)
前回の生理開始から2週間後なので排卵出血の可能性もありますが、それにしては量が多く、元々生理痛も重くなく生理周期も規則正しいのでこんなことは初めてです(>_<)
9　37　72
このスレッドを表示

ねこのしっぽ @sankyu… · 3日
4/30
コロナ**ワクチン**接種1回目。4日前には、生理が終わっていたにも関わらず4日後に**不正出血**。微熱は、接種後から始まり、3週経っても出血微熱治まらす。
5/21
2回目の接種　体調が戻らないから　接種で

← ワクチン 不正出血

話題のツイート　最新　ユーザー　画像　動画

られるのでは？？？
2　21　26

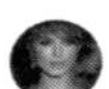
b @b15562203 · 32分
不正出血が3日くらいあるんだけど、**ワクチン**関係あるのかな
3　3

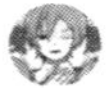
結木 @a1_to__ · 1日
職場調べだけどコロナ**ワクチン**接種後の生理周期の乱れとか**不正出血**結構ある わたしもなった
26　35

tama @tama96315947 · 4時間
婦人科行ったら、**不正出血**は内膜がなんらかの原因で維持出来なくなり出血って事だった
コロナ**ワクチン**関係なく
なり得る事だそうで、でも腕の青アザを見せたら血栓症を疑うって大きな病院に紹介状出た

生理ちゃんと来るか確認したら
予定通りの日には来ないでしょうって

ねぇ？なんらかの原因とは？
13　15

「不正出血しました　打たなきゃ良かったと……」

「娘の友人が接種後、不正出血症状あってとても心配だという話を聞いた」

不正出血ネタではないですが、東京大手町の接種会場の様子。

「会場に近づくとサイレンを消して運び出すときも消したまま。会場から離れてようやくサイレン。サイレン消すのは何故ですか？」

「毎日2回～3回は救急車来て接種した人が運ばれてるけどホントに大丈夫なの？」

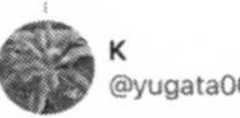

K
@yugata00

返信先: @xAegvg0JipIY0hDさん

親の知り合いはワクチン接種後4日常で亡くなりました。自分の知り合いはワクチン接種後１ヶ月経ちますが未だに体調がよくないそうです。実験的に打つ覚悟があるならいいと思います。

10:20 · 2021/06/14 · Twitter for Android

しょぼチカ 原稿のレヴュー
@himura_yuki

祖父が亡くなりました。

元より心臓が悪かったのですが、昨日の昼ワクチン接種の2回目を打ち、穏やかに過ごしていたのですが、夜にトイレに行った時に倒れていたのだそう。

死因が何になるのかはわからないけれど、やはり強いものを体に入れているものなんだと改めて思い知った気持ち。

11:25 · 2021/06/14 · Twitter for iPhone

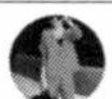

日本女性党
@nihonjyosei10

ついに知り合い女性56才がコロナワクチン接種後に副反応が、2回目接種の看護師　高熱が3日止まらず10日間、出血が止まりません。レバーのような血の塊が何度も出るそう。

#コロナワクチンを子どもに打つな
#コロナワクチン学校集団接種反対

22:45 · 2021/06/14 · Twitter for iPhone

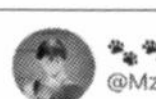

陣内
@MzfuF

今日行った美容院で聞いた話。美容師さんの知人の義母様(高齢者)がワクチン受けたらその日のうちに具合悪くなり、日を於かずに亡くなられたそうです。役所からワクチン接種と死亡との因果関係は無いと言われたそうで高齢者の方一斉にワクチン接種に及ぶのは非常に危険ではないかと思いました。

17:40 · 2021/06/14 · Twitter for iPhone

うさぎのｷｭｰﾃｨｸﾙ
@mofu_cuticle

受けたい気持ちはあるけど、接種後数日以内に脳出血で亡くなった方が確か６人いらっしゃる。

ワクチン接種との因果関係ははっきりしていないけど、関係無いと言われてないなら関係あると思って考えたほうが良いよね…。

17:43 · 2021/06/15 · Twitter for Android

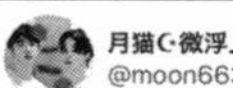

月猫☪微浮上…難民気味(´-`;)
@moon663189

弟の友人が看護婦さんなんだけどコロナワクチンを打った後、容態が急変して亡くなりました…

まだ20代だよ？持病もアレルギーもない元気な看護婦さんだった…

死因は「過労、免疫不全」？

意味がわからない…

怖すぎて…なんか色々無理だわ…

12:26 · 2021/06/15 · Twitter for Android

ネット上に報告される副反応の声

ワクチンのスパイクタンパクが人類を90％削減する。

COVID-19ウイルスのスパイクタンパク質は、血管内皮細胞を攻撃して損傷させる。コロナ後遺症の原因となる。ファイザー・モデルナのワクチンにより体内で産出されるスパイクタンパクも、同様に働き血栓の形成を促進する。結果、脳出血や心血管障害を起因する。ワクチン接種で死亡した19人のうち、心血管障害が8例、脳出血が6例である。接種者の血栓のリスクは永久的。ワクチン接種者は、スパイクタンパクを体外へ放出し続ける。結果、非接種者の周囲もスパイクタンパクを取り込み血栓症になる。女性は不妊症となる恐れ大。全人類が罹患する。これが、DS裏社会が仕組んだ「人類5億人」化ジェノサイドの手口である。我々は、アビガンのジェネリック薬を手に入れて常備し、ウイルスとワクチン生物兵器を「撃退」すべし！

検索：リチャード・コシミズ

ワクチン接種後の「不正出血」は、血栓症の兆候。

ワクチン成分のスパイク蛋白が、血管内皮細胞を攻撃している。血栓症⇒血小板減少・脳出血・心臓血管障害。膵臓のダメージで糖尿病。不妊症にも。スパイクタンパクは、体内で再生産される。ワクチンは人口削減目的の生物兵器。

検索：リチャード・コシミズ

3. 失明も糖尿病も脱毛も接種者が患う副反応

眼球の静脈に血栓が発生

失明もワクチンの弊害なのだ。実は、「目の異常」について、非常に深刻な副反応が報告されている。ＷＨＯに接種後１万９９１６件の目の障害が報告され、その中に数百件の失明が含まれているのだ。そして、これもまた、血栓症の影響なのである。

米国では、ワクチン接種者に２万件以上の目の異常が報告されており、眼科医たちは、ワクチン接種に異を唱え始めている。眼球の網膜静脈閉塞症が、接種者に生じている。この病気は、眼球の静脈に血栓が発生したことにより発症する。要するにスパイクタンパクによる「血栓症」なのである。

「知り合いの母が、ワクチン接種後、片目を、失明した」

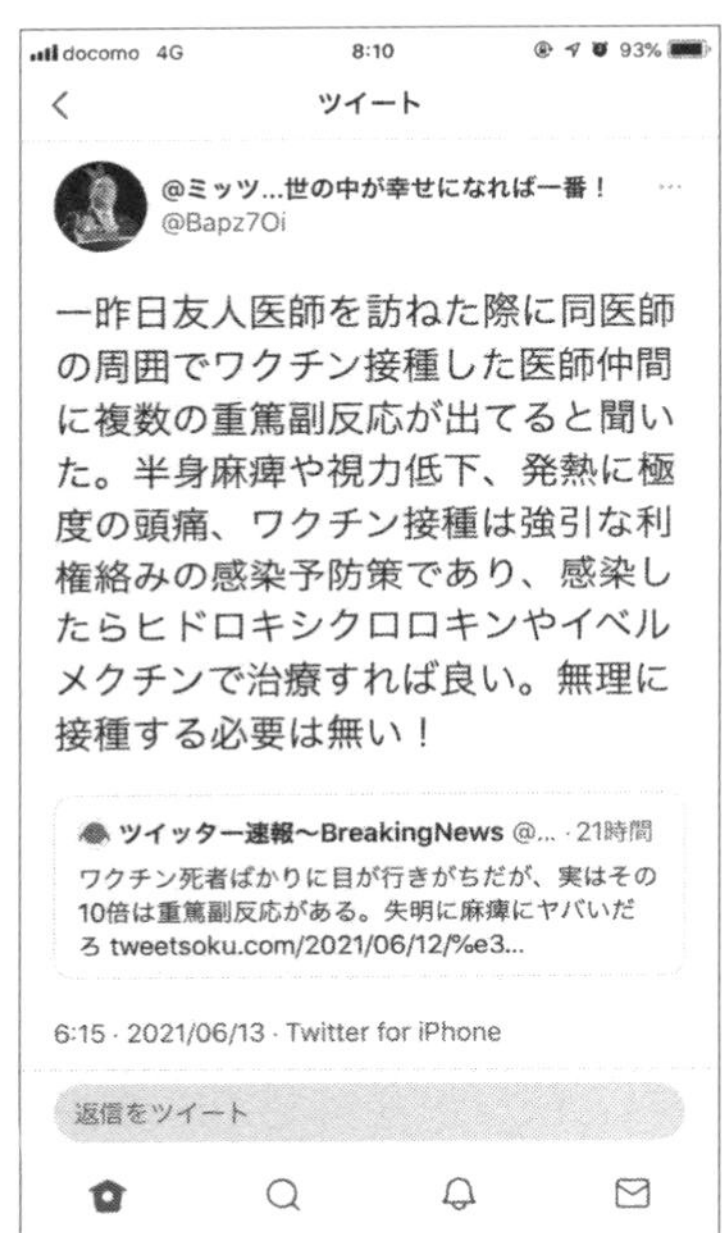

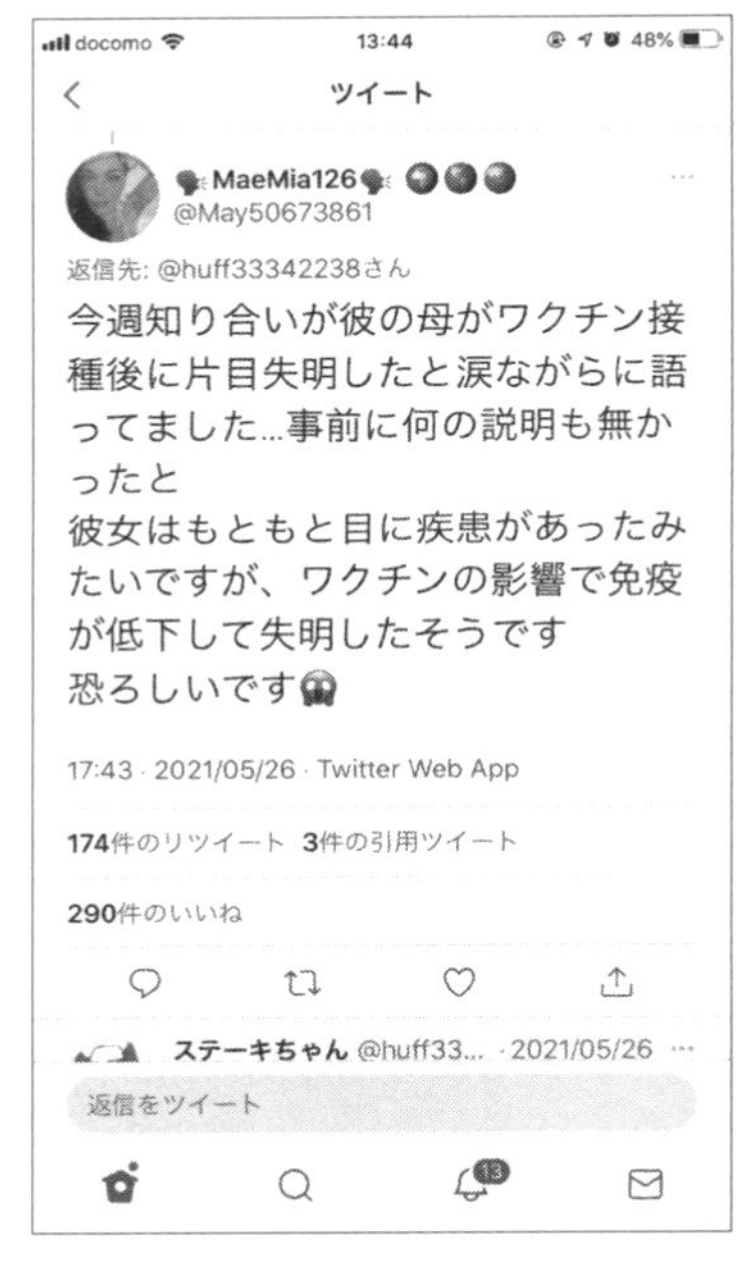

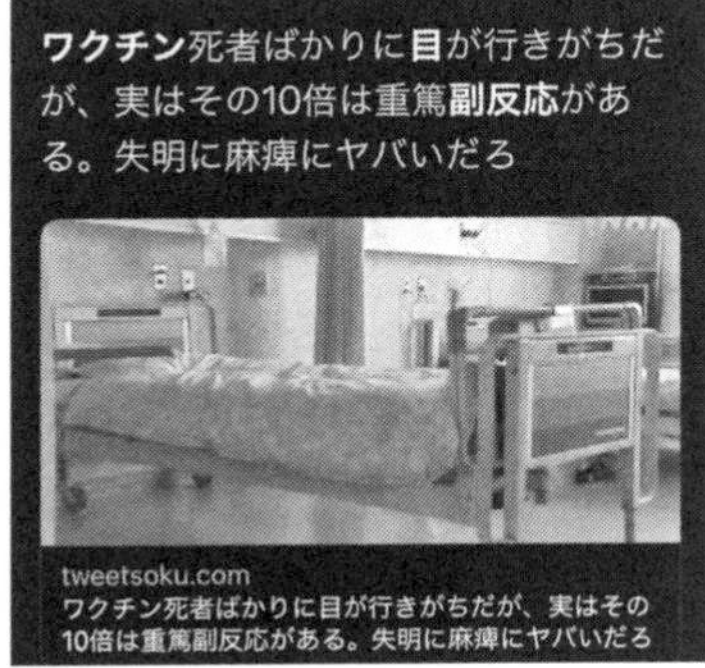

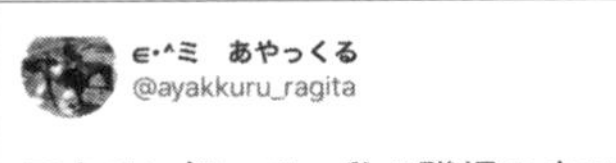

ワクチン打って、私の職場の中で副反応が酷かった方のリーダーが、目の奥がズキッとしてここのところ痛いって言ってて心配してる。
失明してる人もいるっていうし…大丈夫かな…

16:44 · 2021/06/12 · Twitter for iPhone

副反応に苦しむネットの声

「従弟(いとこ)がワクチン1回目の副反応で3週間入院している。失明寸前。子供もまだ小さい」
「おばあちゃんが、接種後、血栓症になり、完全に失明した。孫の面倒を見てもらえない」

こんな報告に枚挙のいとまがない。

副反応は、失明で終わらない。体中に発生した血栓は、スパイクタンパクの蓄積とともに重症化し、心臓で、膵臓(すいぞう)で、脳で、血栓を作り続ける。生体が死ぬまで。さて、現時点では、まだ、少数しか発病していないと思われる種類の血栓症がある。

感染症でなくワクチン薬害の「血管病」だ

膵臓の血管に血栓ができれば、膵臓がインシュリンを分泌できなくなる。結果、糖尿病になる。だが、この病気はすぐには発症しない。体内でスパイクタンパクが徐々に蓄積され、長期間にわたって血管内皮細胞を痛めつける。糖尿病の症状が出るまでは数年かかりそうだ。そうなると、糖尿になる前に、ＡＤＥか脳や心臓の血栓症で死んでしまいそうだ。

―――

［参考記事］『遺伝子注射後には糖尿病の発症にご留意を』２０２1年5月25日

https://ameblo.jp/nomadodiet/entry-12676593121.html

遺伝子注射で、実際に私たちの血液中に（人工）新型コロナウイルスのスパイクタンパク質が出現することをお伝えしました。このスパイクタンパク質だけで、血栓を引き起こすことが判明しているため、新型コロナウイルス感染症や遺伝子注射（ワクチン）は、血管障害を引き起こすデザインになっていることが分かります。今回の新型コロナウイルス感染症は、〝感染症〟ではなく、「血管病（vascular disease）」と呼ぶのが相応しいでしょう。

さて、新型コロナ遺伝子注射によって、糖尿病による意識障害が発生した症例が論文報告されました（COVID-19 Vaccine and Hyperosmolar Hyperglycemic State. Cureus 13(3): e14125. doi:10.7759/cureus.14125）。（中略）

遺伝子注射によるスパイクタンパク質によって膵臓にダメージが及んだことで、インシュリンが分泌されなくなったことが考えられています。スパイクタンパク質が膵臓にダメージを与えて、糖尿病になることは実験的に確かめられています（Binding of SARS coronavirus to its receptor damages islets and causes acute diabetes. Acta Diabetol. 2010, 47:193-199）。

さらに、スパイクタンパク質は、細胞に炎症を引き起こす設計になっているので、インシュリン感受性臓器の細胞のインシュリンのアンテナ機能も低下していたと考えられています（インシュリン抵抗性）。実際にスパイクタンパク質がブロックするACE2というタンパク質を細胞から除去すると糖尿病になることが動物実験でも分かっています（Loss of angiotensin-converting enzyme 2 leads to impaired glucose homeostasis in mice. Endocrine. 2008, 34:56-61)。

遺伝子注射によって起こるのは血管の問題だけでなく、糖のエネルギー代謝をブロックすることで糖尿病やあらゆる慢性病を実際に発症する可能性があることが明確になった症例報告でした。

血栓による脱毛が増加

ワクチンを打つと、髪の毛が抜ける。確かに、最近、公共の洗面所で、落ちている髪の毛に気が付くことがよくある。特に女性に顕著なようだ。

［参考記事］「深刻な脱毛」モデルナ製ワクチン2回目接種後に…妻が国民請願「国がはやく対応してほしい」＝韓国
https://news.yahoo.co.jp/articles/f55a81b8cb1b32f85b77553f8a20f204dca841c6

韓国では、新聞の記事になっている。日本でも、ワクチン接種が進むにつれて、問題になりそうだ。ワクチンによるスパイクタンパクは、全身の毛細血管に血栓を作る。血液が流れなくなるから、酸素も栄養も、毛根に届かなくなる。脱毛する。女性でも同じはずだ。人に言えず、1人悩み苦しんでいる人は多いはずだ。

フェイスブックには、医療関係者のこんな書き込みがある。

「Sさん：10月2日　外来通院の女性。もともとふさふさの女性　今年、ワク○を打って、2回目接種後から3日で大量脱毛。（中略）もう、外に出るのもしんどくて、うつになってしまったとのこと。これは、中和抗体の交差反応なんでしょうか。中和抗体価が下がれば、また生えてくるのかしら」

中和抗体とは関係がない。スパイクタンパクによる毛細血管の血栓症が脱毛の原因だ。

外国報道によると、米国政府のワクチン被害例を公表しているＶＡＥＲＳ（Vaccine

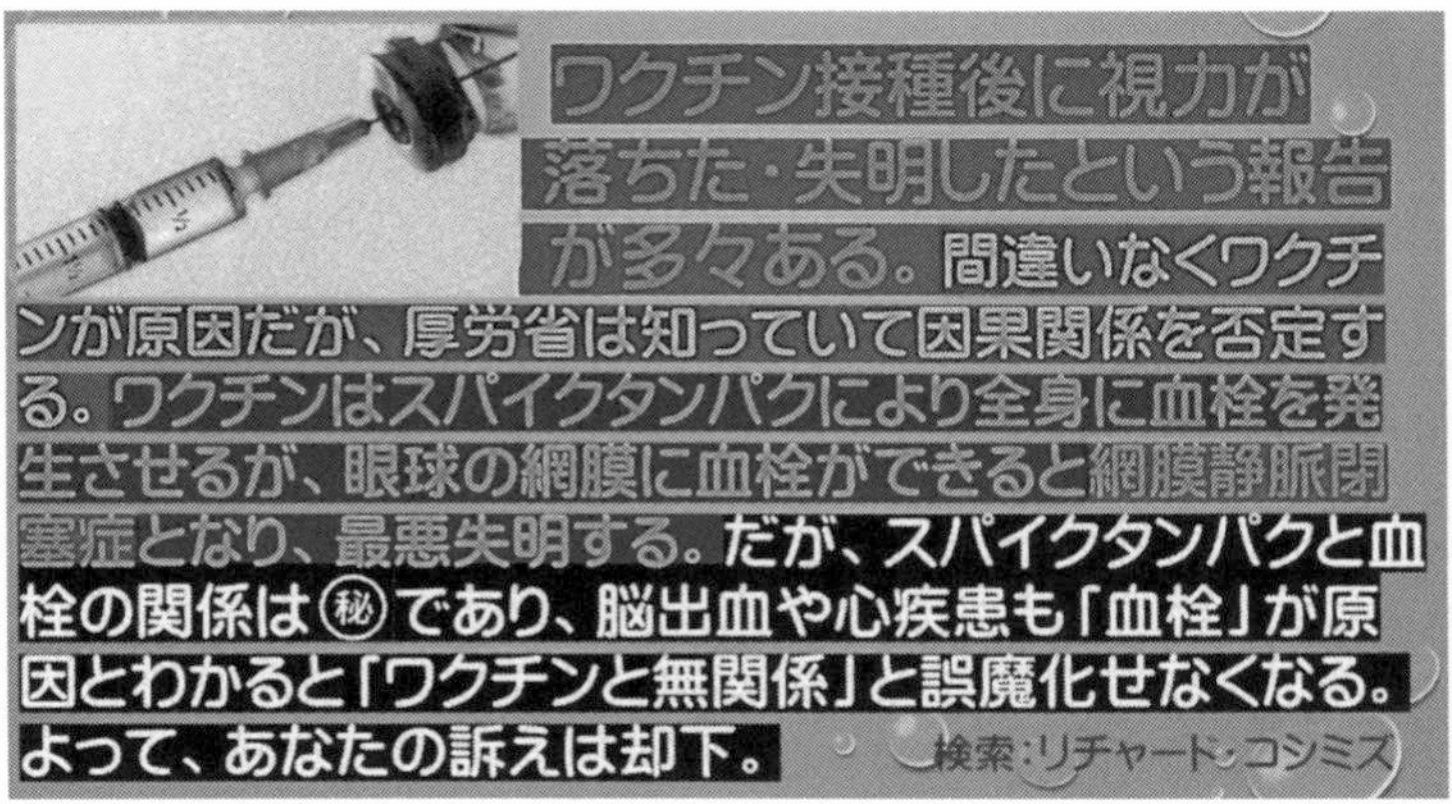

ワクチン接種後に視力が落ちた・失明したという報告が多々ある。間違いなくワクチンが原因だが、厚労省は知っていて因果関係を否定する。ワクチンはスパイクタンパクにより全身に血栓を発生させるが、眼球の網膜に血栓ができると網膜静脈閉塞症となり、最悪失明する。だが、スパイクタンパクと血栓の関係は㊙であり、脳出血や心疾患も「血栓」が原因とわかると「ワクチンと無関係」と誤魔化せなくなる。よって、あなたの訴えは却下。
検索:リチャード・コシミズ

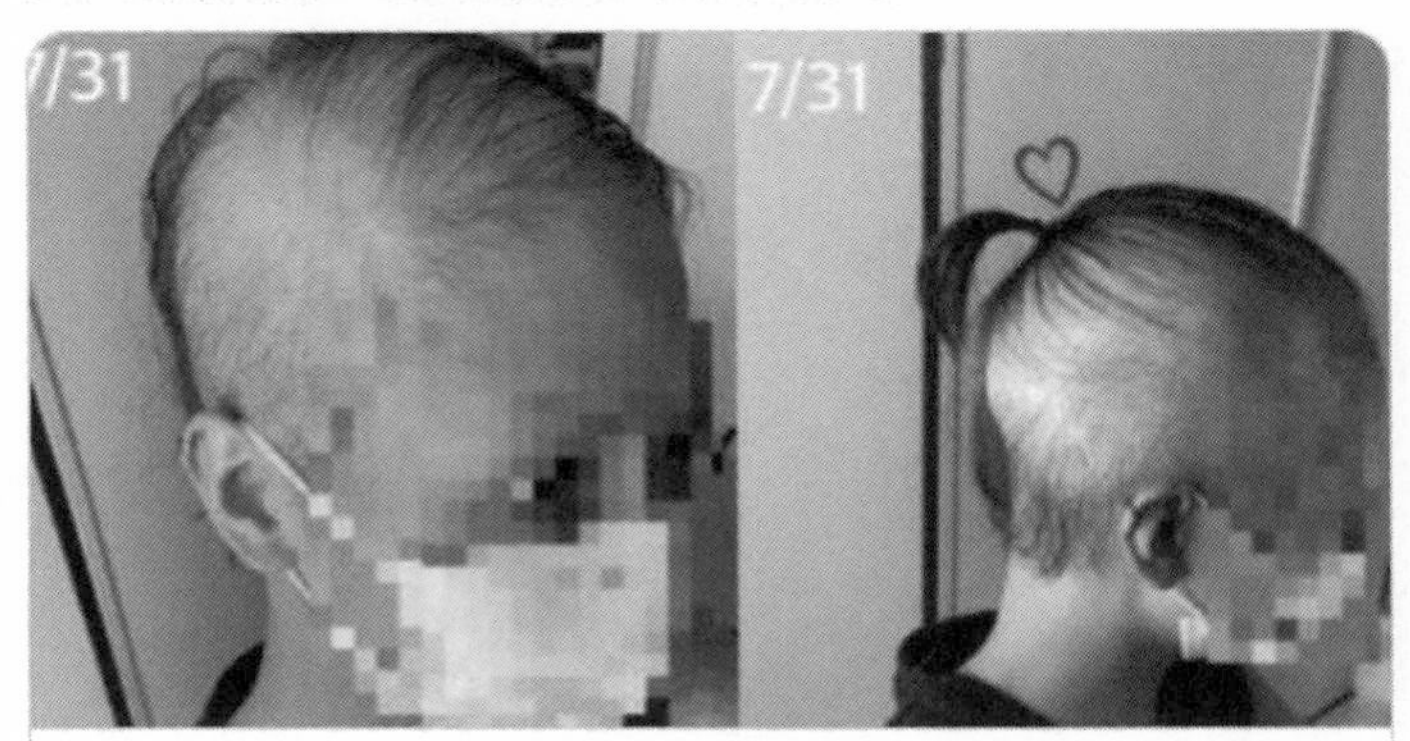
「ワクチン接種後に髪の毛が抜け落ちた…せめて医療費だけでも」＝日本人女性の訴えが韓国でも報道される（WoW!Korea）

「モデルナ社製ワクチン接種後に髪の毛が抜け落ちた…せめて医療費…

日本のある20代の女性が新型コロナウイルスのモデルナ社製ワクチンを接種した後、深刻な脱毛症にかかったと主張した。

news.yahoo.co.jp

Adverse Event Reporting System）には、ＣＯＶＩＤ－19の注射後に、８００人以上が脱毛や抜け毛が発生したと報告があった。ＷＨＯのデータベースであるVigiBaseには、主に米国とヨーロッパからの自己免疫性脱毛症の報告が１６９３件記録されているという。

4. パイロットが操縦中にワクチン禍で死ねば、飛行機は落ちる

米国で増えた交通事故死者

血栓症の発作は、予告なく突然起きる。脳出血、脳梗塞、くも膜下出血、心筋梗塞、心不全。そんな発作が、飛行機や自動車の操縦運転中に起きたらどうなるか？　飛行機は落ちる。大型トラックは、中央分離帯を飛び越えて、反対車線にダイビングする。ワクチンで、体中に血栓の卵ができたパイロットやドライバーが、発作を起こしたら、周りも巻き込んで大惨事になるかもしれない。

特に飛行機の場合、離着陸時の気圧の変化や水平飛行時の低い気圧のおかげで、血栓症が発症しやすい。よって、ワクチン接種者が運転を担っている場合、大事故が起きる恐れがある。

実際に米国では、交通事故死者が増えている。

［参考記事］　米交通事故死者の増加続く、走行距離減少の下で＝運輸省
https://jp.reuters.com/article/usa-road-deaths-/idJPKBN2FZ013

2021年1月～3月の米国の交通事故死者は、8730人で、2007年以来の高水準だという。車の走行距離は減っているというのに。ワクチン接種者の脳や心臓の突発的な疾患が原因で、今後も、事故死者は増え続けるであろう。米国でも日本でも。

世界の航空会社でパイロットの死者が増えている

さて、英国航空で、ワクチン接種後1週間で4人のパイロットが亡くなったという。4人という数字は、通常ではありえない。せいぜい年間1人くらいしか死なない。この死亡事案が地上ではなく、飛行中に起きれば、パイロットなしの飛行となる。英国航空は、4人の死とワクチン接種は関係ないと言っているが、85%のパイロットが接種済みであるゆえ、対応に苦慮しているはずだ。まさか、万一に備えて、予備のパイロットチームを同乗させるわけにもいかない。未接種のパイロットだけでは、運用は無理だ。

アメリカン航空では、400以上のフライトが何らかの事情でキャンセルになったという。

どんな事情であろうか？　パイロットが接種済みばかりで、怖くて飛ばせないのだろうか？後からの情報では、体調不良者がたくさん出ているという。航空会社は、フライト前の健康チェックを厳密に行っているので、具合の悪いパイロットは、搭乗を許されない。そんなケースが４００件発生したということであろうか。

さらには、アメリカン航空に予約を入れた乗客が、ワクチン接種をしていれば搭乗できないと言われたという。飛行機が一定の高度に上昇したときに、血栓症を発症した客が複数いたらしい。そういえば、ワクチン接種は、パイロットでも乗客でも同じだ。たくさんの乗客が機内で血栓症の発作を起こす。こんな光景が、世界中で見られるようになるのか。そうなれば、どんな馬鹿でもワクチンが原因だとわかる。

さて、全日空のパイロットたちは集団接種をしたのはいつごろだったか？　２、３カ月後から、「発作リスク」が昂進してくる。もうそろそろ、始まるか。これからは、空の旅は命懸けとなる。

デルタ航空でも死者が出ていると聞いた。日本のＪＡＬとＡＮＡもパイロットと客室乗務員に接種をしているという。日本の飛行機も怖くて乗れないことになる。

真面目（まじめ）な話、今後、世界のどこで飛行機が落ちてもおかしくない。それに、客室乗務員から、スパイクタンパクを振りまかれたのでは、乗客はたまらない。その乗客にしても、自分がいつ、

British Airways confirms four vaccinated pilots have recently died, claims no link to vaccines - NaturalNews.com

British Airways confirms four vaccinated pilots have recently died, claims no link to vaccines

Friday, June 18, 2021 by: Mike Adams
Tags: British Airways, crisis talks, deaths, Fact Check, Journalism, media, pilots, rumors, spike protein, Vaccine deaths, vaccines

Bypass censorship by sharing this link:

https://www.afinalwarning.com/528540.html Copy URL

13K VIEWS

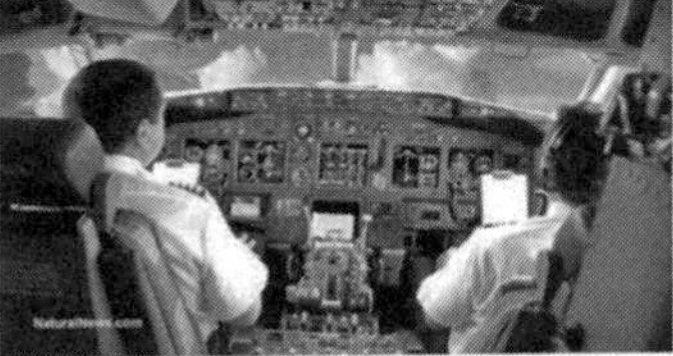

(Natural News) Online rumors have been circulating over the past few days that four British Airways pilots have died, and that British Airways is in "crisis talks" with the British government about these deaths. In attempting to dismiss this rumor, Reuters ran a fact check article that actually confirms the deaths of the four pilots.

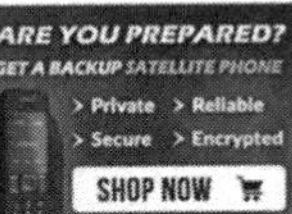

リコベル - RicoBel - おおせこのりこ
@ricobel

英国航空のパイロット4人が相次いで亡くなったニュースがありましたが(前ツイート)ユナイテッド航空の労働組合はパイロットの接種義務付けを禁止することに合意。デルタ航空は新入社員に義務付け。アメリカン航空は行き先によると。空の上は特に血栓が心配と言われてます。

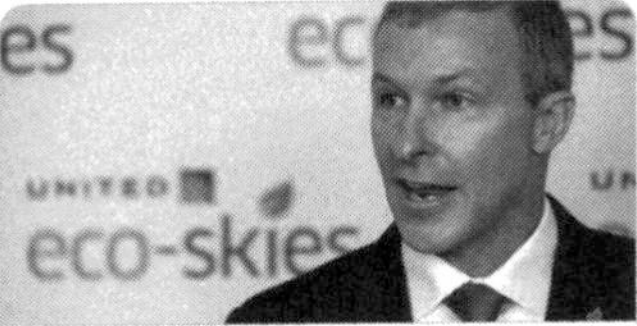

United Airlines, union agree against mandatory COVID-19 vaccinations for pilots
news.yahoo.com

午後8:11 · 2021年6月18日 · Twitter for iPhone

4 British Airways Pilots DEAD

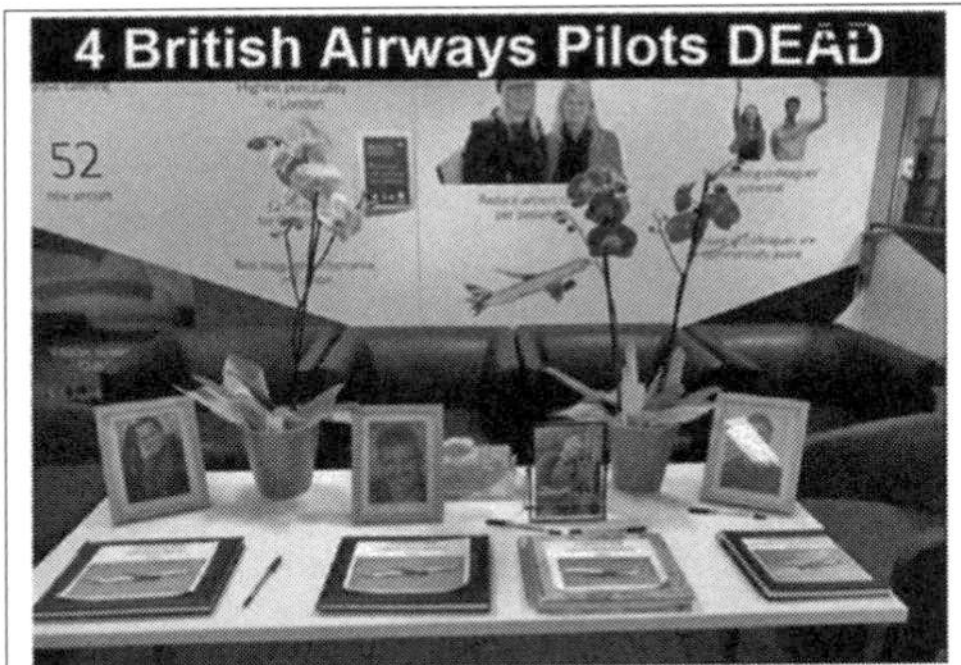

A man claiming to be a friend with a British Airways pilot has stated that 3 pilots have just died within the past week shortly after receiving COVID-19 injections, and his recording has gone viral on social media. Here is the recording (let us know if Twitter takes it down as we have

脳出血で、高度1万メートルで死ぬかわからない。スパイクタンパクは、全身で増殖し続ける。

そんな危機的状況にあるのに、世界の航空業界は、逆にワクチン接種した乗客しか搭乗させないと言い出した。これでは、血栓症の発作を起こしそうなクルーと乗客だけが「空飛ぶ棺桶」に満載されて、天国に直行便を飛ばすことになる。

さて、血栓症のシーズンが近づいている。もうすぐ、世界中で生きた操縦士のいない航空機が、夢遊病のように天空を彷徨うときが来るのであろうか。

5. ワクチン大魔王ビル・ゲイツと大富豪クラブ

WHOのスポンサー、ビル・ゲイツ

さて、ここまで、何度となくビル・ゲイツという名前に遭遇してきた読者は、どうやら、この人物が、コロナ禍・ワクチン禍のカギを握っていると理解するに至っているであろう。だが、なぜ？　何を目的に？　どうにも理解できない疑問が渦巻いていることであろう。

コロナ問題を扱っていると必ず名前が出てくるのが、ビル・ゲイツという米国のハザール系ユダヤ人である。マイクロソフト社の創業者であり、世界屈指の大富豪である。

ゲイツ氏は、２０２０年の10月、ＮＢＣテレビの生放送で、「人々が通常の生活を取り戻す唯一の方法について進言」した。ゲイツ氏によれば、「大量のワクチンが市民に行き届くことが新型コロナの流行を食い止め、最終的にこのウイルスを一掃することにつながる」と主張したのだ。

ゲイツ氏は、ワクチン開発にことのほか熱心であり、私財を投げうって、7社のワクチンメーカーに資金援助しているほか、WHOにとって「米国に次ぐ」巨大スポンサーでもある。個人としては、もちろん、最大の資金提供者だ。WHOのテドロス事務局長は、2000年来のゲイツ氏の近親者であり、ゲイツ氏が斡旋(あっせん)して事務局長に就任させたという。ゲイツ氏は、米国のウイルス行政のトップ、アンソニー・ファウチ氏とも近い関係にある。ゲイツは、なぜ、そこまで、ワクチンにこだわるのか？

コロナワクチンには、ADE問題、スパイクタンパクの危険性など、解決していない点が多々ある。とても危険だ。それを、ゲイツ氏はなぜ強力に推進するのか？　ゲイツ氏には、過去に、インドやアフリカで、何万人もの子供たちにワクチンの実験的接種を無断で行ったとする批判がある。そんな過去の経緯があるからこそ、新型コロナにまつわるビル・ゲイツの暗躍は、捨て置けないのである。

ゲイツの軽井沢大邸宅の意図は何か

ビル・ゲイツ氏が、危険なワクチンを世界規模で、接種させようと尽力しているのには、信じがたい、許しがたい動機がある。そして、ビル＆メリンダ・ゲイツ財団は、東京五輪にも参画していた。東京五輪とビル・ゲイツ監修のワクチン接種には、深い関わりがある。

菅義偉前総理大臣とビル・ゲイツ氏は、電話で少なくとも2度も会談するほどの密接な関係にある。ビル・ゲイツ氏が、「ワクチン大謀略」において演じている役割を知れば、菅前総理にどんな指示を出したのか、中身が知りたくなる。

東京五輪で、「特A級モンスター変異体」が捏造・投入され、選手と役員、そして観客が体ごと、世界中に東京五輪特製変異株を持ち帰る計画がゲイツと菅の間で練られていたとしか思えない（実際には、無観客試合となったため、計画を断念したと思われる）。

なおビル・ゲイツは、80億円を掛けて、軽井沢に大邸宅を建設済みである。そこで何をやろうとしているのか、全く不明だ。一方で、安倍晋三が、四国今治に無理やりでっち上げた加計学園の獣医学部は、いまだ、存在しているようだ。助成金てんこ盛りで作られた獣医学部界最低偏差値の学校で、ウイルス研究の管理などに不備があるとして、大いに問題になったところだ。

さて、コロナの第6波においては、今治の獣医学部から、危険な特製変異株が、ゲイツの軽井沢の邸宅の地下室に持ち込まれ、そこから、東京に運ばれて市中でばらまかれる……ような気がしてならない。そんな邪悪な相談をゲイツと日本の傀儡（かいらい）奴隷たちがしている気がする。私、RKはひどく勘の鋭い男である。

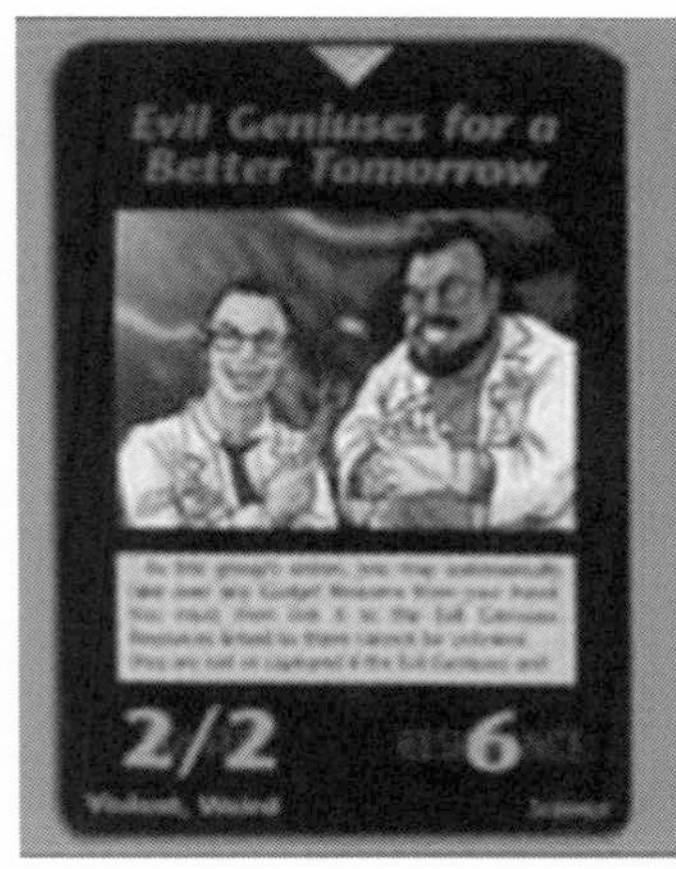
Evil Geniuses for a Better Tomorrow
2/2
6

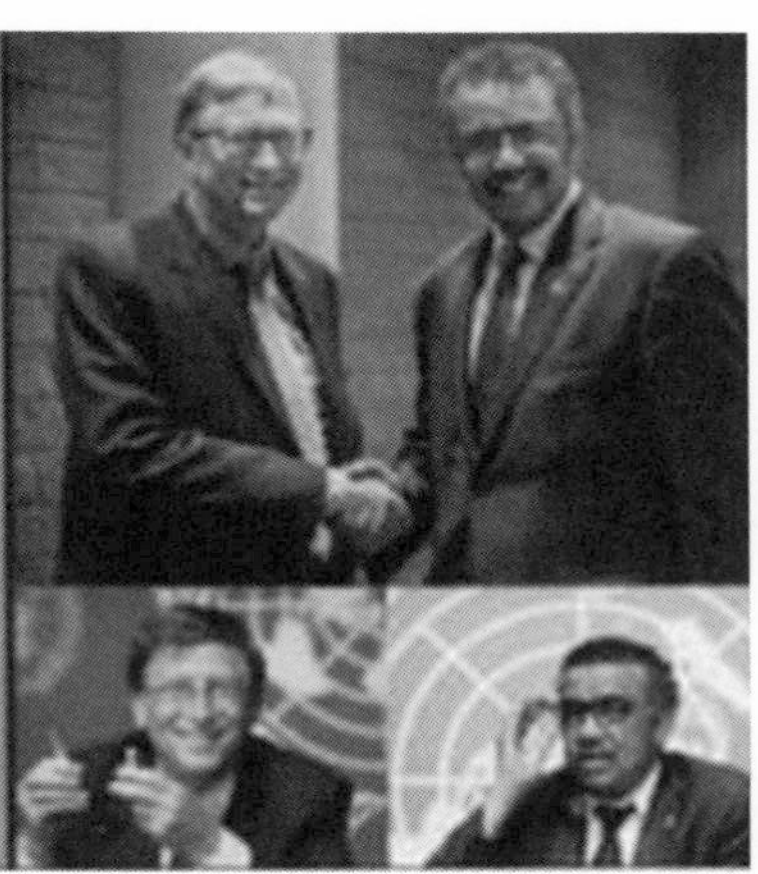

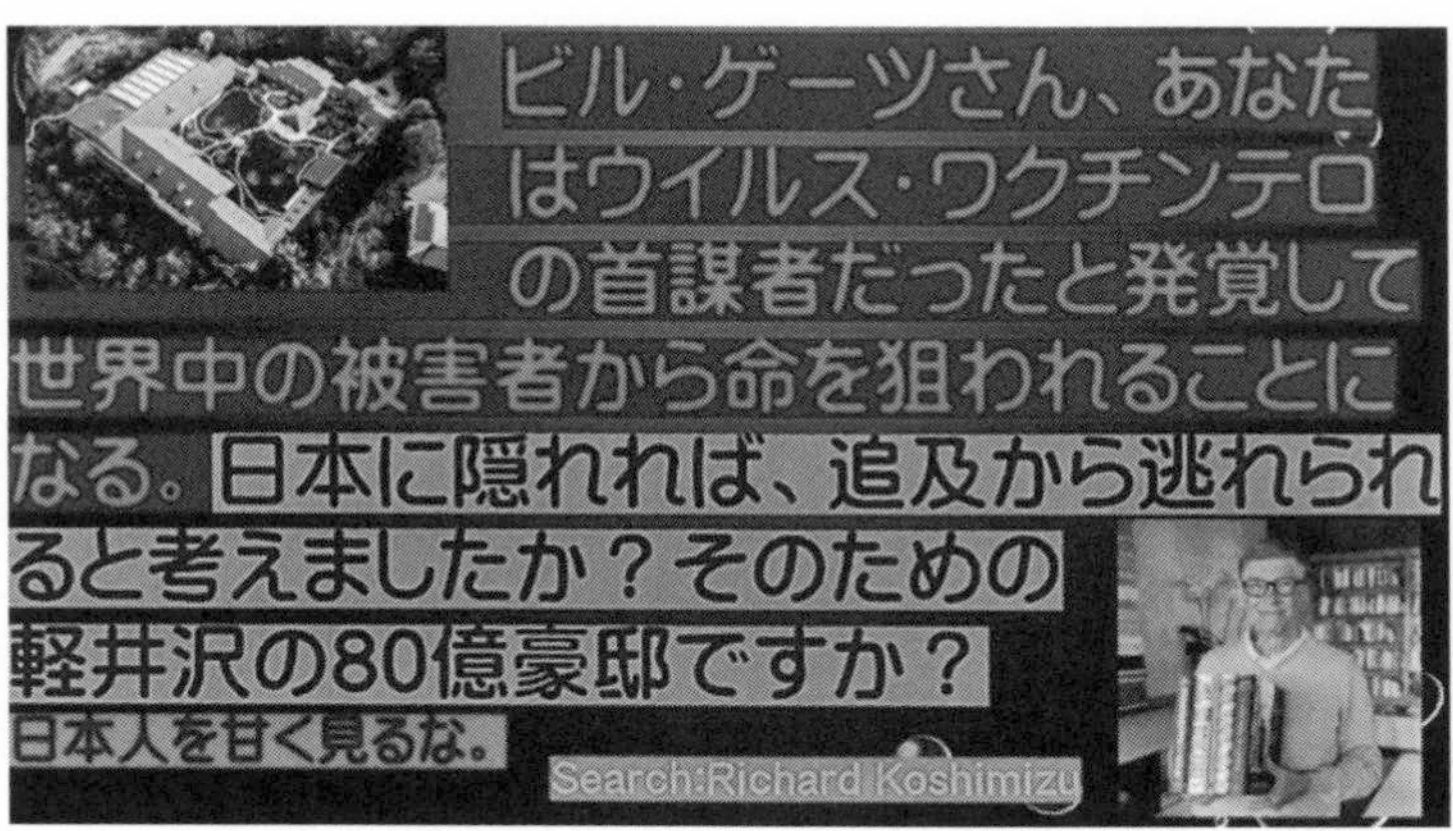
ビル・ゲーツさん、あなたはウイルス・ワクチンテロの首謀者だったと発覚して世界中の被害者から命を狙われることになる。日本に隠れれば、追及から逃れられると考えましたか？そのための軽井沢の80億豪邸ですか？
日本人を甘く見るな。
Search:Richard Koshimizu

ゲイツの親分筋のロックフェラーも人口削減推進派

ビル・ゲイツの親分筋は、先に亡くなったデービッド・ロックフェラーである。この大富豪は、１９６８年にローマクラブを設立したが、ここでの議論の中心は、地球人口の削減であった。ローマクラブは、地球の適正な人口は、５億～10億人だとしたのだ。

招待客だけに公開されるＴＥＤ会議に２０１０年、登壇したビル・ゲイツは、こう語っている。

Bill Gates: Innovating to zero! －TED Talk Subtitles and Transcript－TED

https://www.ted.com/talks/bill_gates_innovating_to_zero/transcript

「まずは人口です　現在　世界の人口は68億人です。90億人程度まで増加します。しかし、新ワクチンや保健医療、生殖関連で十分な成果を収めれば、おそらく、10％～15％抑えることができるかもしれません。しかし今は、増加率を１・３と見ています」

ゲイツは、「二酸化炭素を減らしたい。都会ほど１人当たりが出す二酸化炭素量が多い。10

%〜15%抑えられる方法は、新ワクチンや保健医療・生殖関連だろう」という趣旨で語ったのだ。何はともあれ、ワクチンで人口を減らせるといったわけだ。ただし、ゲイツの本音は、「人口を10%〜15%抑える」ではなくて「10%〜15%以外は削除する」だったようだが。

Billionaire club in bid to curb overpopulation

America's richest people meet to discuss ways of tackling a 'disastrous' environmental, social and industrial threat

SOME of America's leading billionaires have met secretly to consider how their wealth could be used to slow the growth of the world's population and speed up improvements in health and education.

「大富豪たちが人口増加を抑えようとしている」（2009年５月、英『タイムズ』紙）

ゲイツは、２０１５年のＴＥＤ会議でも、ウイルスに関する講演をした。その際に「１０００万人以上の人々が　次の数十年で亡くなるような災害があるとすれば、それは戦争というよりはむしろ感染性の高いウイルスが原因となる」と予言している。

２００９年５月５日、ＮＹマンハッタンの邸宅に世界の大富豪とヘッジファンドの帝王たちが集まった。主たる参加者は、デービッド・ロックフェラーＪｒ、ウォーレン・バフェット、ジョージ・ソロス、マイケル・ブルムバーグ、テッド・ターナー、オプラ・ウィンフレー、そして、議長役のビル・ゲイツであった。

議論のテーマは、「世界の人口増大をいかに食い止めるか」であったのだ。

ビル・ゲイツは「人類の未来に立ちふさがる課題は多いが、最も急を要する問題は人口爆発である。現在67億人が住む地球であるが、今世紀半ばには100億人の可能性もありうる」

「このままの状況を放置すれば、環境・社会・産業への負荷が過大となり地球環境を圧迫することは目に見えている。なんとしても人口爆発の流れを食い止め、83億人までにとどめる必要がある。各国政府の対応はあまりにスローで当てにはできない。潤沢な資金を持ち寄り、我々が責任をもって地球の未来を救うために独自の対策を協力して推し進める必要がある」と主張したという。

［出典］　ビル・ゲイツが進める現代版「ノアの方舟建設計画」とは
https://moneyzine.jp/article/detail/154637

この出来事は、なぜか、複数の大手新聞の一面トップを飾った。英国タイムズ紙の一面には「大富豪クラブが、人口を削減する計画」とある。

少女性愛スキャンダルにもビル・ゲイツは関与していた

この会合に参加した人物のほとんどすべてが、あの少女性愛スキャンダルの主、ジェフリー・エプスタインと関係があるのだ。世界の大富豪たちが、10代の少女たちとのセックスを楽しむためにエプスタインの所有する島に出入りしていたと、誰もが思った。数十万の少女たちが拉致され、エプスタインの島に連れ去られて帰ってこないという。

ビル・クリントンやバラク・オバマ、英国のアンドリュー王子、ビル・ゲイツも、エプスタインと親交を持ち、この島に出入りしている。そのエプスタインは、投獄されて牢内（ろうない）で自殺を図ったされているが。誰も自殺とは信じてはいない。そして、ウイルス界の帝王、アンソニー・ファウチもエプスタインと親交があったのだ。どういうことか?

ビル・ゲイツは、自宅に児童ポルノやレイプ写真を大量に保管していて、警察の捜査が入ったが、従業員に罪を擦（なす）り付けて逃げおおせた。私、ＲＫの前著、『新型コロナテロと米国大統領不正選挙』（Amazon 紙本・Kindle 電子書籍）から、抜粋する。

「ニューヨークタイムズは、２０１９年10月12日、ビル・ゲイツがジェフリー・エプスタイン被告と何度もあっていたと報じた。ゲイツは、エプスタイン被告とのビジネス上の関係や友人としての付き合いはなかったと述べていた。が、ニューヨークタイムズは、『エプスタイン被告と何度も会っており、少なくとも3度はマンハッタンにあるエプスタイン被告の豪邸を訪れ、

Trilliana 華 @Trilliana_z · 2月28日

ビルゲイツ自宅の敷地内に住むビル・メリンダ財団の50歳の従業員が最大級の児童ポルノ及びレイプ画像を保持していた疑いで逮捕。自宅からは133人の身元が判明した子供達の6000枚の画像が。10年以上前から保有しGmailでも送付していたのに何故今まで逮捕を免れたのかが謎。
ビルゲイツも関与!?

LIVE
NEW AT 5
KIRO 7
PORN ARREST AT BILL GATES' HOME
MEDINA
5:00 36°
1:37 7.4万 件の表示

ゲイツは従業員に罪を被せたか

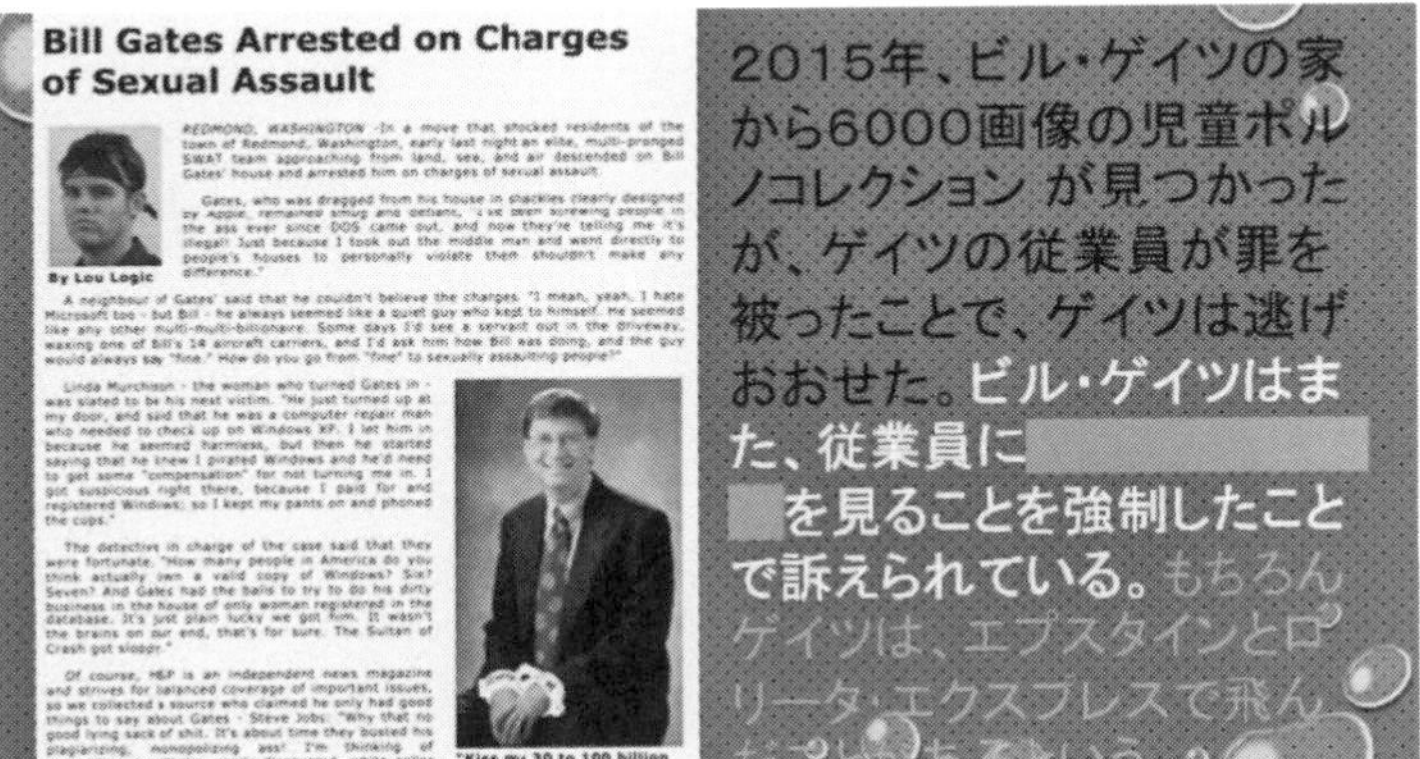

Bill Gates Arrested on Charges of Sexual Assault

By Lou Logic

REDMOND, WASHINGTON - In a move that shocked residents of the town of Redmond, Washington, early last night an elite, multi-pronged SWAT team approaching from land, sea, and air descended on Bill Gates' house and arrested him on charges of sexual assault.

Gates, who was dragged from his house in shackles clearly designed by Apple, remained smug and defiant. "I've been screwing people in the ass ever since DOS came out, and now they're telling me it's illegal! Just because I took out the middle man and went directly to people's houses to personally violate them shouldn't make any difference."

A neighbour of Gates' said that he couldn't believe the charges. "I mean, yeah, I hate Microsoft too - but Bill - he always seemed like a quiet guy who kept to himself. He seemed like any other multi-multi-billionaire. Some days I'd see a servant out in the driveway, waxing one of Bill's 14 aircraft carriers, and I'd ask him how Bill was doing, and the guy would always say "fine." How do you go from "fine" to sexually assaulting people?"

Linda Murchison - the woman who turned Gates in - was slated to be his next victim. "He just turned up at my door, and said that he was a computer repair man who needed to check up on Windows XP. I let him in because he seemed harmless, but then he started saying that he knew I pirated Windows and he'd need to get some "compensation" for not turning me in. I got suspicious right there, because I paid for and registered Windows; so I kept my pants on and phoned the cops."

The detective in charge of the case said that they were fortunate. "How many people in America do you think actually own a valid copy of Windows? Six? Seven? And Gates had the balls to try to do his dirty business in the house of only woman registered in the database. It's just plain lucky we got him. It wasn't the brains on our end, that's for sure. The Sultan of Crash got sloppy."

Of course, H&P is an independent news magazine and strives for balanced coverage of important issues, so we collected a source who claimed he only had good things to say about Gates - Steve Jobs: "Why that no good lying sack of shit. It's about time they busted his plagiarizing, monopolizing ass! I'm thinking of committing a pathetic, easily discovered, white collar crime just so I can go to jail and break off a cafeteria tray in his..."

"Kiss my 30 to 100 billion dollar ass"

2015年、ビル・ゲイツの家から6000画像の児童ポルノコレクション が見つかったが、ゲイツの従業員が罪を被ったことで、ゲイツは逃げおおせた。ビル・ゲイツはまた、従業員に
を見ることを強制したことで訴えられている。もちろんゲイツは、エプスタインとロリータ・エクスプレスで飛んだことがあるという。

LGB TEB 2249 LV
TEB PBI 2250 BILL GATES LV
TEB LV
Bill Gates flew with Jeffrey Epstein on the Lolita Express in 2013
Flight recorcs reveal that Bill Gates flew with Jeffrey Epstein from Teterboro Airport in New Jersey to Palm Beach on March 1, 2013, one of the few flights ...

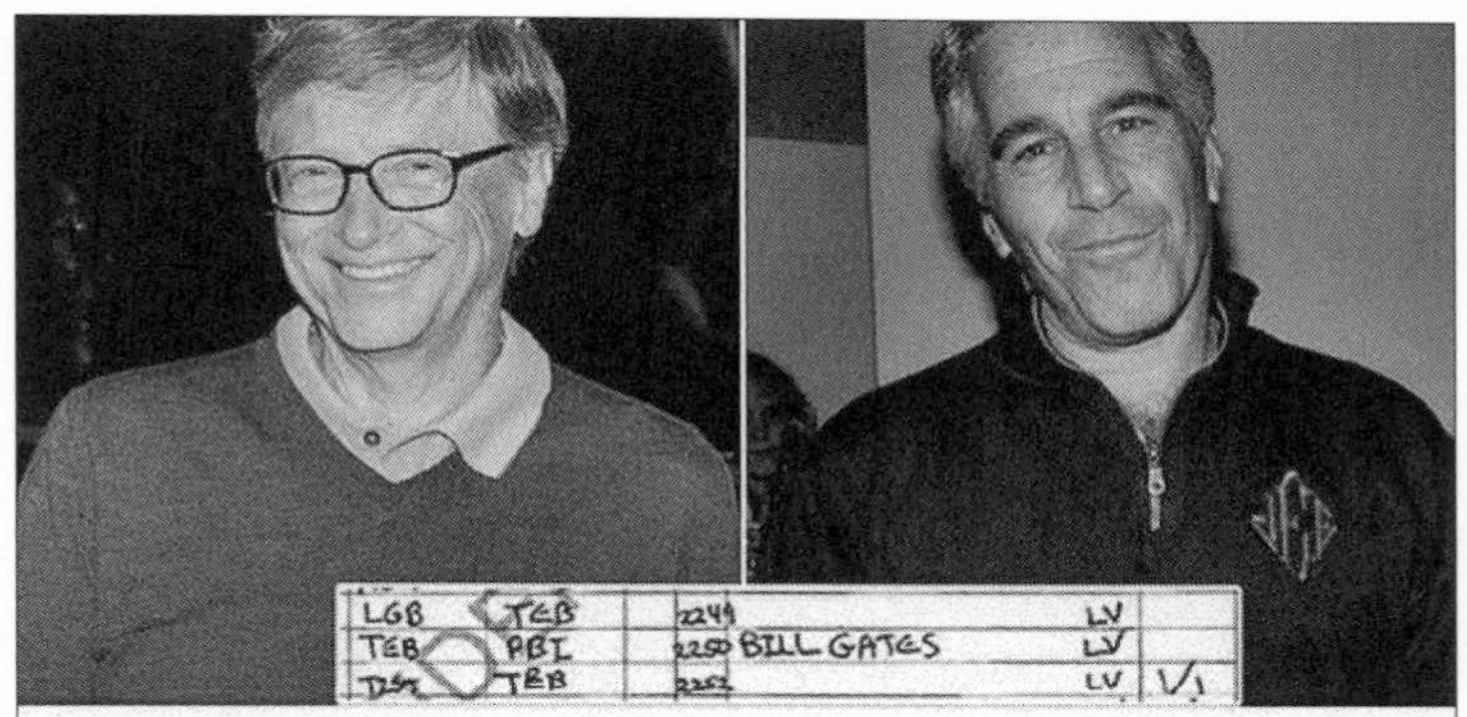

ゲイツにもエプスタイン島への渡航記録があるという

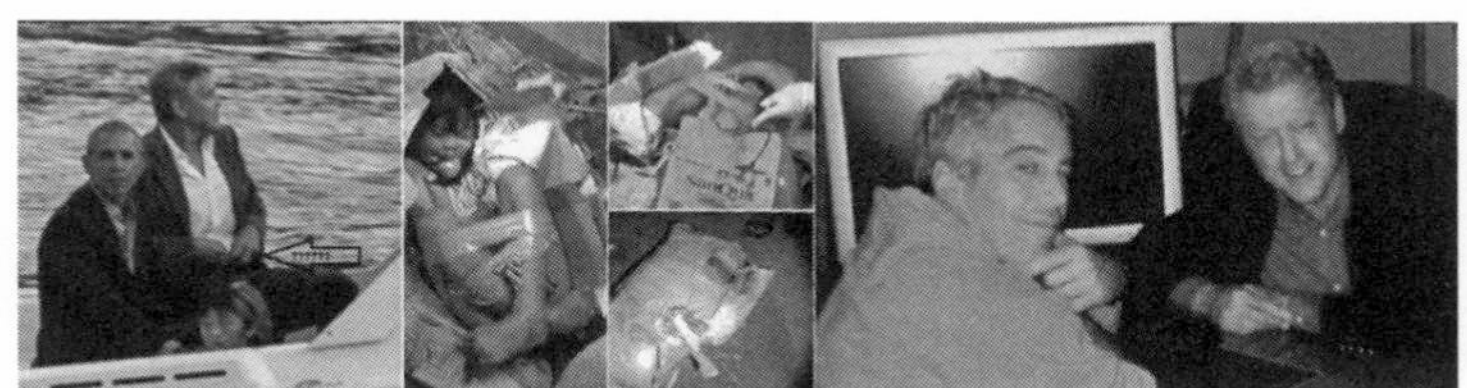

少なくとも1度は夜遅くまで滞在した』としている。性的な目的の人身売買の容疑で起訴されていたエプスタイン被告は8月、勾留施設で死亡した。エプスタインの罪状は、14歳の少女を含む未成年女性に対する性的な虐待と搾取であった。性遊戯のお仲間の1人がビル・ゲイツであったと信じる人は、少なくない」

「2015年、ビル・ゲイツの自宅で、6000画像の児童ポルノコレクションが見つかったが、ゲイツの従業員が罪を被ったことで、ゲイツは逃げおおせた。ビル・ゲイツはまた、従業員に児童レイプと殺人を見ることを強制したことで訴えられている。もちろんゲイツは、エプスタインとロリータ・エクスプレスで飛んだことがあるという」

エプスタイン島でワクチンの人体実験をしていた⁉

こんな凄惨な下半身ネタが発覚すれば、大富豪であってもすべてを失ってしまう。「殺人写真」は、ゲイツが殺人自体に関与していた証拠かもしれない。エプスタインをめぐる捜査は、いまだ、続いており、世界中のセレブたちは、戦々恐々としている。そして、中心人物であるゲイツが最も狼狽しているように見えるのだ。自分に対する追及をごまかすには、世界中に阿鼻叫喚のウイルス&ワクチン地獄絵図を展開し、ゲイツの追及どころではない状態にしてしまえばいいのではないか。

最近、ゲイツが、長年連れ添ったメリンダ夫人と離婚した。そして、大富豪仲間のウォーレン・バフェットが、ビル&メリンダ・ゲイツ財団から手を引いた。マンハッタン会議にも出ていた重要人物だ。ビルの周辺で、「これ以上、こいつとかかわるとやばい」といった空気が漂っているのではないか。ワクチン大虐殺の共犯になど、誰もなりたくはない。

さて、エプスタイン・サークルには、アンソニー・ファウチまで、加わっていた。彼らは、エプスタイン島で何をやっていたのか？　誘拐してきた少女を強姦（ごうかん）し、殺害して喜んでいただけか？

恐らく、彼らは、人体実験をやっていたはずだ。ウイルスやワクチンを投与することで、不妊症を作り出せるか、生命を奪えるか、こんな実験ができるのは、閉鎖的なエプスタイン島しかない。

即席で作られたとされているファイザーやモデルナのワクチンは、エプスタイン島で、数十万と言われる少女たちの犠牲のもとに長期間かけて練り上げられた最終兵器であると確信する。

朝鮮半島カルトの代理店と化す自民党

ところで、日本の自公連立政権は、長い間、マンハッタン会議にご参加になった大富豪の皆さんの支配下にある。大富豪さんたちが認めた人物だけが、日本の総理になれる。森喜朗元総理以降、安倍元総理まで、自民党の総裁は、清和会、つまり細田派の議員が務めてきた。その清和会が、ビル・ゲイツたち大富豪の「日本代理店」なのである。

そして、前菅義偉政権は、いわば「無派閥議員」で構成されていた。無派閥とはいっても、派閥に名前がついていないだけであって、要するに「菅派」ということである。その閣僚の大半が、朝鮮半島由来のカルト、T一教会に所属している。加藤某なる官房長官も、議員辞職した菅原一秀元法務大臣と1・5億円贈賄の河井克行に至ってはT一教会の現役の最高幹部であり、夫人の案里も、T一教会の「お母さま・聖母様」なのだという。

菅の派閥が無所属議員ばかりであるのは、恐らく、素性を詮索されたくない議員ばかりだからではないか。何代か前に、失踪日本人に「背乗り」（実在する赤の他人の身分や戸籍を乗っとってその人物になりすますこと）した外国人の子孫ばかりかもしれない。その筆頭は、安倍晋三だろうか？

菅政権、安倍政権がＴ一教会と癒着した関係であったことは、拙著『新型コロナテロと米国大統領不正選挙』にて詳説した。一部を書き出してみよう。

「菅義偉は、朝鮮半島カルト、Ｔ一教会と癒着した政治家である。菅の側近の加藤厚労大臣や橋本副大臣らも、Ｔ一教会とべったりつながっている。菅本人も、Ｔ一教会の金起勲（キムギフン）北米大陸会長の訪問を受けて、首相官邸に招待している。Ｔ一教会所有のPeaceTVが韓国で配信したネット番組で、菅が一行を首相官邸に招待したと発言してしまったのだ。

菅がＴ一邪教の奴隷であるという事実は、公にしてはいけないらしい。菅は、事実無根と否定して逃げた。いつもの腹の立つ話法で、菅の事務所は『ご質問中の当議員に関わる事象は、一切承知していません』と答えたという」

Ｔ一教会といえば、北朝鮮と癒着し、一体化したカルトである。つまり、菅はＴ一教会を介して、北朝鮮とパイプを持っている。２０１９年5月、菅官房長官は、異例の訪米を行った。なぜ、官房長官が？　菅は、「次の日本首相」として、顔見世をするために訪米したのである。そして、会いに行ったのは、トランプ政権の閣僚だけではなく、北朝鮮の国連大使金星(キムスン)氏だった。Ｔ一教会は、ディープステイト（ＤＳ）裏社会と北朝鮮の両方とつながっている。北朝鮮は、ＤＳ裏社会が温存してきた「隠し玉」なのだ。菅は、米国で北朝鮮要人と会って、ＤＳ裏社会のための「菅政権」の足固めをしてきたのだ。

菅は、２０１４（平成26）年、米国のジャパン・ハンドラーズの表敬訪問を受けている。ＣＳＩＳのハムレ所長、リチャード・アーミテージ、ジョセフ・ナイ、カート・キャンベル、マイケル・グリーン（本名はグリーンバーグ）と、「対日侵略軍の司令官」が総出で、菅官房長官を訪問している。この時点で、ＤＳ裏社会が菅を安倍の後継者としてノミネートしたということではないのか？

［参考記事］　米国人有識者による菅官房長官表敬　平成26年10月30日（外務省広報）

本30日午後5時から約30分間、菅義偉内閣官房長官は、来日中の米国人有識者6名の表敬訪問を受けたところ、概要は以下のとおりです。

1　菅官房長官から、安倍政権の下で日米同盟は着実に進展している旨述べました。米国人有識者からは、安倍政権が進める外交政策を評価する旨の発言がありました。双方は、引き続き様々な課題について日米で緊密に連携していくことが重要との認識を共有しました。

2　また、双方は、日米二国間関係、地域情勢等について幅広く意見交換を行いました。

出席した有識者
（1）ジョン・ハムレ　戦略国際問題研究所（CSIS）所長兼CEO
（2）リチャード・アーミテージ　アーミテージ・インターナショナル代表
（3）ミッシェル・フロノイ　新米国安全保障研究所（CNAS）CEO
（4）ジョセフ・ナイ　ハーバード大学ケネディ行政大学院名誉教授
（5）カート・キャンベル　The Asia Group 社会長兼CEO
（6）マイケル・グリーン　戦略国際問題研究所（CSIS）上級副所長兼日本部長

〝東朝鮮化〟している日本

1億5000万円買収事件の河井克行は、実は、T一教会の現役の最高幹部であり、夫人の案里も、T一教会の「お母さま・聖母様」なのだ。河井は、T一教会の文鮮明の夫人、韓鶴子を日本に招いて開いた1万人集会の主催者であり、臨席した6人の自民党衆議院議員の筆頭であった。

菅の周辺には、「令和の会」「偉駄天(いだてん)の会」「ガネーシャの会」なる無派閥議員の会があり、

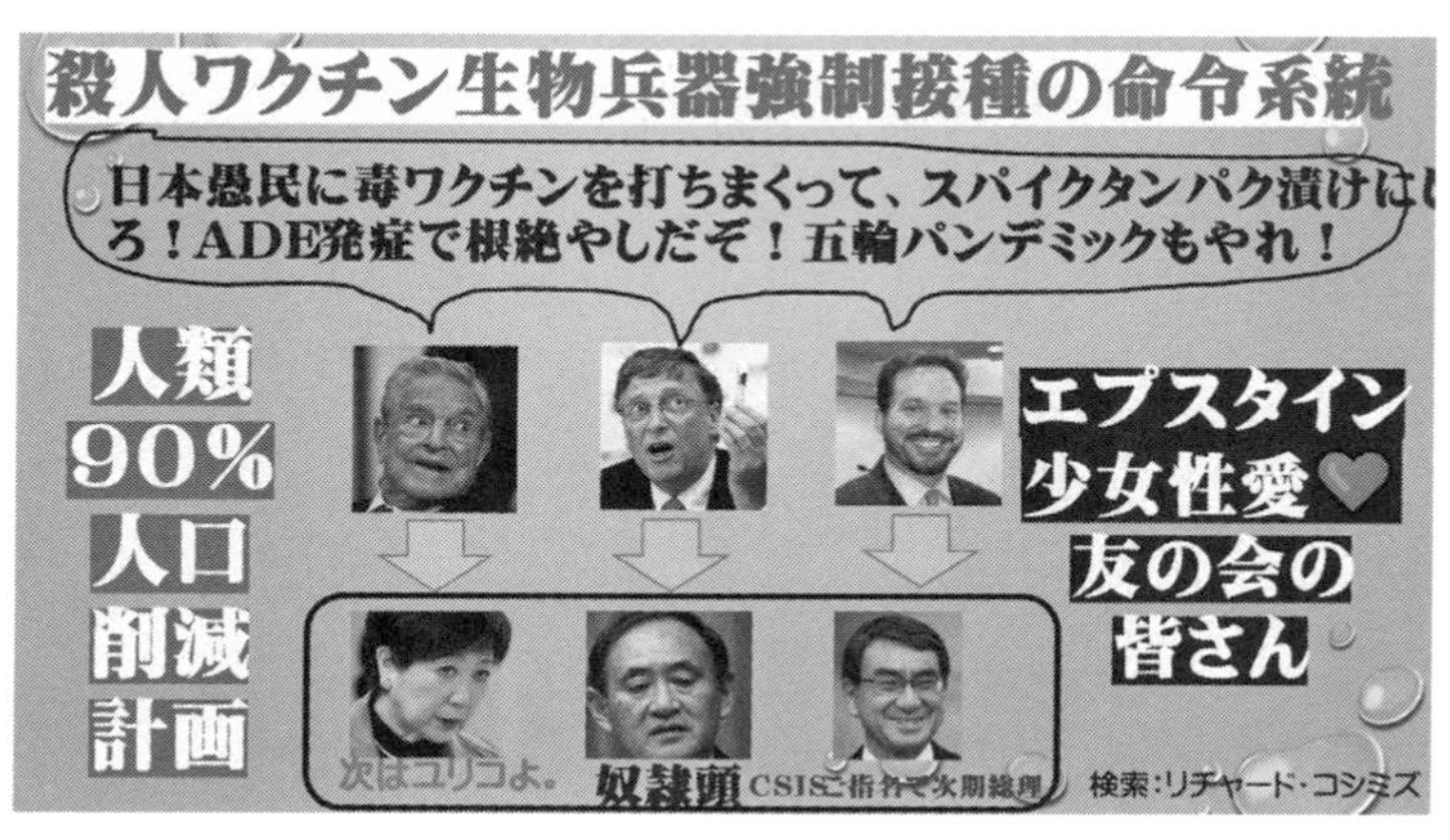

すべてが要するに「菅グループ」である。50人を超える「菅グループ」の議員の多くがT一教会と深い関係がある。

「偉駄天の会」の最初の一文字が、菅義偉の名前からとられていることに気づかれたであろうか？　本来は「韋駄天」なのである。簡単に言うと、T一教会から議員になった連中が菅のもとに集まり、無派閥であることを利用してT一色を消している。

安倍晋三もT一教会とは癒着関係にあったが、菅も筋金入りのT一教会政治家である。安倍政権においては、副大臣や政務官の人事は菅官房長官が差配し、自分の子飼いの若手議員をこれらのポストにあてがっている。防衛副大臣の山本朋広（やまもとともひろ）、国土交通と復興副大臣の御法川信英（みのりかわのぶひで）。財務大臣政務官には宮島喜文（みやじまよしふみ）。内閣官房副長官には西村明宏（にしむらあきひろ）。この4人が4人ともT一教会議員である。

「隠れT一教会」がいつの間にか、国会を占拠している。

恐怖である。この国は日本ではない。〝東朝鮮化〟している。

結論から言うと、菅義偉とは、日本政界におけるＴ一教会の筆頭奴隷であり、Ｔ一教会に飼われた家畜政治家群の頭目である。菅原・河井の汚職コンビも、Ｔ一教会傘下であり、菅の手下のさんぴんである。こんな連中が、日本を統治するのか？　冗談にしても限度がある。

「日本会議」もカルト隷属組織

菅内閣の任命閣僚の大半が「日本会議」所属であることが問題になっている。21人中15人が日本会議国会議員懇談会の所属である。新たに入閣した10人のうち7人が、日本会議である。安倍の実弟の岸信夫防衛相、田村憲久厚労相、武田良太総務相、平沢勝栄復興相、野上浩太郎農水相、井上信治万博担当相、坂本哲志一億総活躍担当相である。安倍晋三、麻生太郎、加藤勝信、萩生田光一、茂木敏充（もてぎとしみつ）は、日本会議の幹部である。

日本会議は「極右」と言われるが、実態は、「朝鮮半島カルトＴ一教会」隷属組織であり、Ｔ一邪教の配る裏金目当てに集まったクズの集団である。中には、北朝鮮系の人士まで加わっている。日本会議の集会で、いぎたなく日の丸を振り回す下品な連中の出自は、朝鮮半島である。「朝鮮会議」が正しい名称である。

自公連立政権を背後で操る組織

日本、韓国、北朝鮮は、T一教会を通じて、ロックフェラー財閥の間接支配を受けている。戦後、ロックフェラー兄弟とニューヨークで会った教祖の文鮮明は、ロックフェラー兄弟と意気投合し、極東代理人となり、権力を行使してきた。日本政界は、代理人の文鮮明に隷属してきた、背後にいるロックフェラー寡頭独占大王が送り込んだ代官様に。自民党が朝鮮半島人脈の影響を強く受けている所以（ゆえん）である。

ソ連の崩壊以降、T一教会は、北朝鮮のスポンサーになり、ニューヨークのロックフェラーのために、北朝鮮を操縦してきた。したがって、同じT一教会の傘下にある安倍政権、菅政権には、日本に潜む北朝鮮人脈が深く入り込んでいる。連立相手の公明党の母体、S価学会も、幹部には北朝鮮系譜の人物が潜んでいる。彼らは、日本人に背乗りし、日本人に成りすまして、政界にすら入り込んでいる。

北朝鮮の延命資金は、安倍や菅の周囲の裏社会勢力が非合法手段で稼いでいる。覚醒剤（かくせいざい）はもちろんのこと、保険金殺人にも大規模な組織を作って手を出している。自公連立政権が、この裏組織の犯罪とカネ稼ぎを守ってくれている。日本から、覚醒剤がいつまでたっても消えない所以である。

コロナ禍で横行する保険金ビジネス

コロナ禍で、コロナ死者には2倍の保険金が支払われる。加入直後の保険契約でも、保険金が全額支払われる。こんな千載一遇のチャンスを裏社会が逃すはずがない。ここのところ彼らの組織では、親族の高齢者を殺して、次々と偽のコロナ死者を作り上げ、保険金の取り込みに精を出しているようだ。老親の命を金に換える。偽死亡診断書を書いてくれる医者に謝礼を払い、残りの半分を、T一教会を経由して、北の共和国に差し出す。安倍と菅の半島人脈が、裏社会の凶悪犯罪を庇護（ひご）してくれる。日本人に背乗りした「元朝鮮籍」の集団の仕業のようだ。特に菅義偉は、S価学会とT一教会という二大朝鮮半島カルトとの結びつきが強い。

ＥＣＭＯ治療に従事している医療関係者によると、本当のコロナ死者は１０００人余りらしい。それ以外の「コロナ死者」は、裏社会の都合でコロナ死者にされただけということのようだ。ずいぶんと大きな金がコロナ禍の陰で動いている。

これが、日本という国の実態である。日本は、外国勢力に乗っ取られて久しい。もういい加減に、海を越えてやってきた吸血鬼たちを国の中枢から排除しないと、母体が持たない。

狙われ続けるアフリカ

デービッド・ロックフェラーの死後、大富豪クラブのハザール・ユダヤ人たちは、ビル・ゲイツに後継役を任せた。その命令系統で、T一教会の奴隷頭である菅義偉は、ビル・ゲイツ・ワクチン大魔王から、直接の「ご指示」を受けているわけだ。

ところで、G7の会合では、巨額の資金を出して、アフリカで新型コロナワクチンを大規模に接種するという。ワクチンの製造拠点も作るという。大富豪のハザール・ユダヤ人たちは、ブラック・アフリカンがあまりお好きではないようだ。人類を削減するならば、真っ先にブラック・アフリカンを減らしたいようだ。大富豪たちの間で、「黒い豚」と呼ばれている人たちだ。

今まで、アフリカは、コロナ禍の影響をあまり受けずに来た。BCGやイベルメクチンのおかげであろう。ビル・ゲイツたちにしてみれば、削減目標の特定の人種集団が丸ごと無傷であるのは気に入らないであろう。そこで、大規模なワクチン接種を行って、一気にアフリカに「ワクチン禍」を蔓延させようとしているのだ。

アフリカの人たちが、騙されて、殺人ワクチンを打たないことを祈る。今まで通り、イベルメクチンでコロナは防げるのだ。ワクチンに手を出したら、感染者が激増する。（幸いなことに、ビル・ゲイツ一味がアフリカに開設した大規模ワクチン接種センターは、完璧な閑古鳥状態だという。過去にアフリカで強引なワクチン接種をやって子供をたくさん殺したとされているゲイツの言いなりになるアフリカ人は少ない）。

一方で、ビル・ゲイツの代理人である菅義偉が、アジアの人口削減作戦に乗り出した。アセアン4カ国に、殺人ワクチンを提供するという。

［参考記事］　ＡＳＥＡＮ4カ国に新たにワクチン提供　各１００万回分　２０２１年6月26日

https://news.yahoo.co.jp/articles/e5776d9a1d3be854acd9dfb8d00b22b5034c30e7

ビル・ゲイツの周辺が騒がしい。ゲイツの盟友であるアンソニー・ファウチが、武漢のウイルス研究所に資金提供していた件などで追及されている。ファウチが、ジェフリー・エプスタインとつながりがあったとも報道されている。ファウチは、ワクチンテロ組織の重要人物であ

る。この人物が追及されるとは、ビル・ゲイツのバイオテロ計画に支障が起きていることを意味しないか？

長年連れ添ったメリンダ夫人とゲイツは離婚した。夫人は、ゲイツのエプスタインとのかかわり、エプスタインの島でどんな凄惨な殺人や人体実験が行われていたかも知っているだろう。彼女は、秘密を知っているからこそ、ゲイツのもとから離れた。彼女が、真相を暴露することもありうる。

ゲイツ財団の大物出資者のウォーレン・バフェットが、財団から手を引いた。これも、何か、ゲイツに困ったことが迫っているからではないのか？　たとえば、「逮捕」だとか。

不正選挙で外国カルトの傀儡(かいらい)政権が誕生する日本

米国のワクチン接種は遅々として進んでいない。すでに、打ちたい人はみな打ってしまった。残りはワクチン拒否派ばかりだ。宝くじを餌(えさ)にして、接種を呼び掛けているが、反応は鈍い。日本でも、４０００人の枠の大規模接種会場に、申し込みが３人しかない。１億９０００万人の人口のあるフィリピンで、２１０万人しか接種していない。殺人ワクチンの接種が、予定通り進んでいないのである。しかも、ゲイツたちが一番重点的に人口削減したいアフリカがほぼ無

自公連立政権=朝鮮半島系
カルト宗教の連立。
菅政権閣僚の大半が、統●邪教関係者。
DS裏社会と直結。よって、ビル・ゲーツ
大富豪一味のコロナ＆ワクチン人口削減
テロに協力して当たり前。主要カルトは結
託して特効薬アビガンを封印・独占。殺人
ワクチンの強制接種に邁進中。検索:リチャード・コシミズ

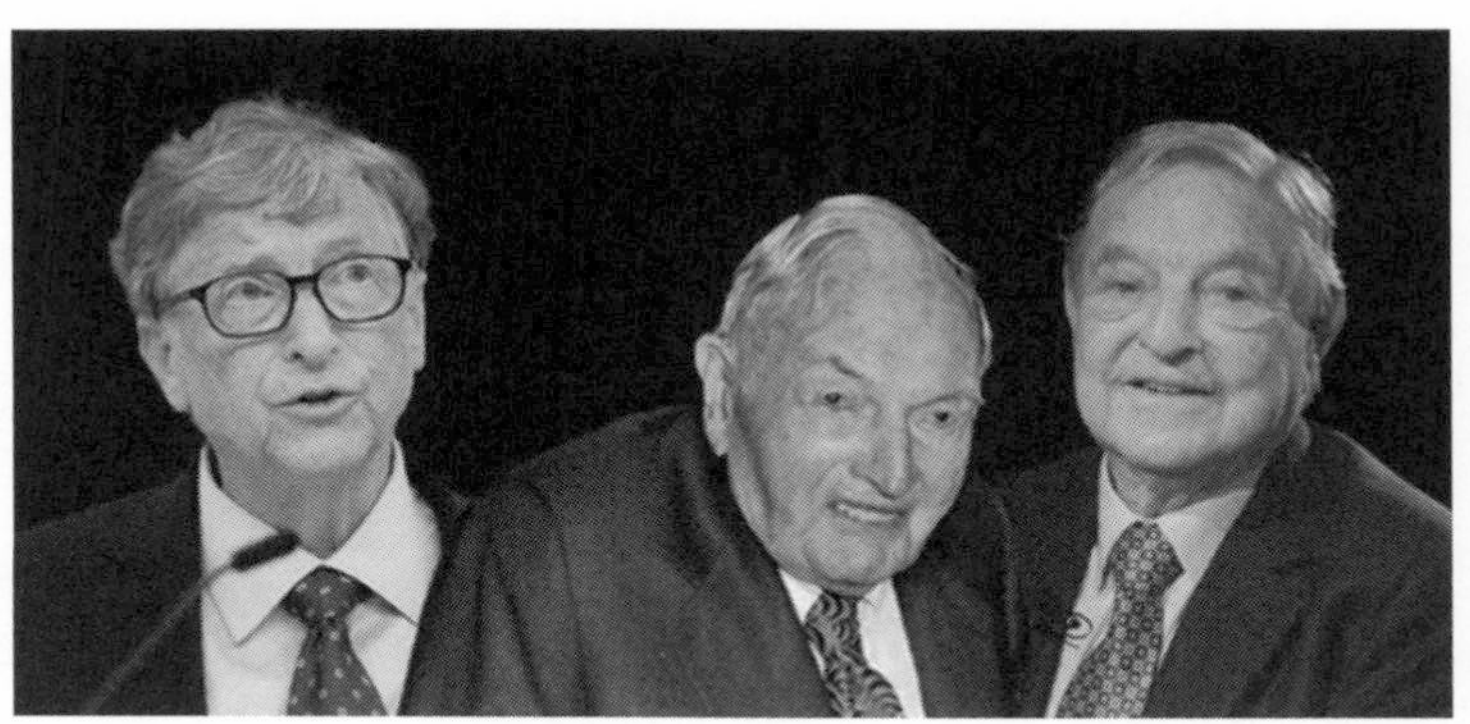

人口削減を狙うビル・ゲイツ、(故) デビッド・ロックフェラー、ジョージ・ソロス

傷のままだ。

これでは、テロは未達である。さらには、今後、特効薬、イベルメクチンがますます、ワクチンを追いつめることになる。

追い詰められたビル・ゲイツ。途中まで強行してしまったバイオテロ。いまさら、後には引けない。しかし、なぜ、安倍や菅のような外国カルト勢力の犬コロが日本の政治のトップをやっているのか？　誰が、この連中を選んだのか？　不正選挙の賜物なのである。

期日前投票を大幅に水増しし、中身をごっそり入れ替えて、自公候補の偽票（コピー票・印刷票）にすり替える。これができるのは、全国の自治体の選挙管理委員会をS価信者が抑えているからだ。このあたりについては、私の過去の著作で詳説した。

もっとも、今次のコロナ禍で、S価奴隷信者の動員がやりにくくなっている。次回ないしは次々回の国政選挙は、自民は議席を大幅に減らし、単独過半数を割る可能性がある。日本の政治の正常化は、世界の大富豪さんたちの失脚と連動して起きるであろう。もう少しの辛抱だ（もっとも、野党も頼りにならない。ワクチンの危険性を追及する野党議員が1人もいないのはどういうことか？　誰もが洗脳された馬鹿なのか、ビル・ゲイツのおこぼれに与かっているのか、腹立たしい限りである）。

彼らの最終戦争としての殺人ワクチン

私、RKは、20年来、社会の裏側の紳士たちと戦ってきた。今現在も、私専属の誹謗中傷サイトが存在する。命を狙われたことも何度もある。その都度、何か、大きな力に助けられ、延命してきた。ヘリコプターで病院に搬送される途中に心停止、つまり、いったんは死んだことすらある。蘇生したのは、大学病院のヘリポート上だったが。

大富豪たちの陰の政府の非公然組織から、直接メールを何通も受け取った。最初のメールには、冒頭にダビデの星のマークが輝いていた。メールの主は、私、RKに対して、「秘密の暴露」を止めろと要求し、あちら側に寝返れば、ぜいたくな生活を保障すると提案してきた。

私は、このメールを即刻、ネット上で公開した。彼らの組織はびっくりしたようで、次々と攻撃的なメールが届いた。殺人予告もあったが、今のところ、まだ、生きている。

世の中の裏側については、ネットにある情報を解析し、真実を紡ぎ出すという新しい手法を開発してきたつもりだ。その結果、表側のメディアが解明できない事実を多々つかんだ。アメリカの911同時多発テロは、ビン・ラディンの犯行だとは、1％も思っていない。ラディンは、罪をかぶる役割ではあるが、主犯は、当時の米国大統領、ジョージ・W・ブッシュ、そし

richardkoshimizu

差出人: Not Important [crazyaccount@gmail.com]
送信日時: 2006年3月14日火曜日 14:40
宛先: rickoshi@fine.ocn.ne.jp
件名: Mr Koshimizu

Dear Mr Koshizimu,

This is the Covert Jewish Alliance (CJA). We ask that you please cease and desist all publication of your knowledge of our activities. Many of our authorities have pinpointed your website publication as being a dangerous source of public information concerning our top secret activities, and action will be taken against you if you do not take down all information regarding high political figures and other Stealth Jewishs.

However, you're remarkable skills of perception beyond that of those around you has suprised us. Perhaps it would not be a bad idea for you to switch sides, and work for the CJA. You would live a life of luxury like the Rockefellers and the Hitlers. I take it you know by now that Adolf Hitler, a Stealth Jewish, escaped to South America on a U-Boat, and fathered two children, Freidrich and Olga, who are now top officials in the CJA?

I ask that you respond swiftly and quickly, as our agents switch email addresses weekly to get rid of any paper trail.

Sincerely,
David Goldstein, CJA Agent

外国から届いた脅迫のメール

て、イスラエルである。もちろん米国のＣＩＡも共犯だった。つまり、内部犯行であった。

３１１東日本大震災は米国勢力による人工地震であった。放射能漏れは、偽装であり実害はほとんどなかった。オウム真理教の地下鉄サリン事件は、米国ハザール・ユダヤ勢力と北朝鮮勢力の合作だった。ロシアのハザール・ユダヤ人も絡んでいた。

つまりは、９１１も３１１もオウム真理教事件も、すべてが同じハザール・ユダヤ人大富豪の仕業である。そして、彼らの対人類攻撃の最後の局面が、「新型コロナウイルスと殺人ワクチン」なのである。

「ビル・ゲイツを逮捕せよ！」

さて、ここまで事実を積み上げてきたが、「ビル・ゲイツがワクチンテロの首謀者」であり、人類の人口削減を企んでいると、ご納得いただけたであろうか。こんな事情があると知っていれば、誰一人、殺人ワクチンなど接種するはずがない。

だが、世界の大手メディアは、例外なく、マンハッタン会議に参加した大富豪たちの持ち物である。よって、ご主人様たちの暗部は絶対に報道しない。むしろ、ご主人様の人類淘汰計画に積極的に協力する。ワクチンを作る製薬会社も同じだ。どれもみな、マンハッタン会議のお歴々の所有物だ。しかも、どこのワクチンメーカーもビル・ゲイツの資金で運営されている。ＷＨＯもＣＤＣもＦＤＡもゲイツの汚い金まみれだ。だから、感染予防にならない、人体を3年以内に殺すワクチンを、優秀で安全だと大嘘をつく。

世界には、物の良くわかった賢い人たちが存在する。ワクチンテロの首謀者がビル・ゲイツであると理解した英国の人たちは、ジョンソン首相がロンドンで開いた食事会に招待されたビル・ゲイツの車を取り囲んで「殺人者！」と罵倒した。そして、「ゲイツを逮捕しろ！」と詰め寄った。２０２１年10月22日の出来事である。

本書をたまたま読んだ人だけが、コロナ騒動の裏に隠された、どす黒い陰謀を知る。そして、二度と騙されない。真実を知ったら、次に何をやればいいかは、すぐにわかる。

世界に真実を知らしめ、マッドな大富豪たちを銃殺刑に処することだ。

WHO IS BEHIND COVID-19?
BILL GATES, WHO OR DR. FAUCI ? & WHY ?

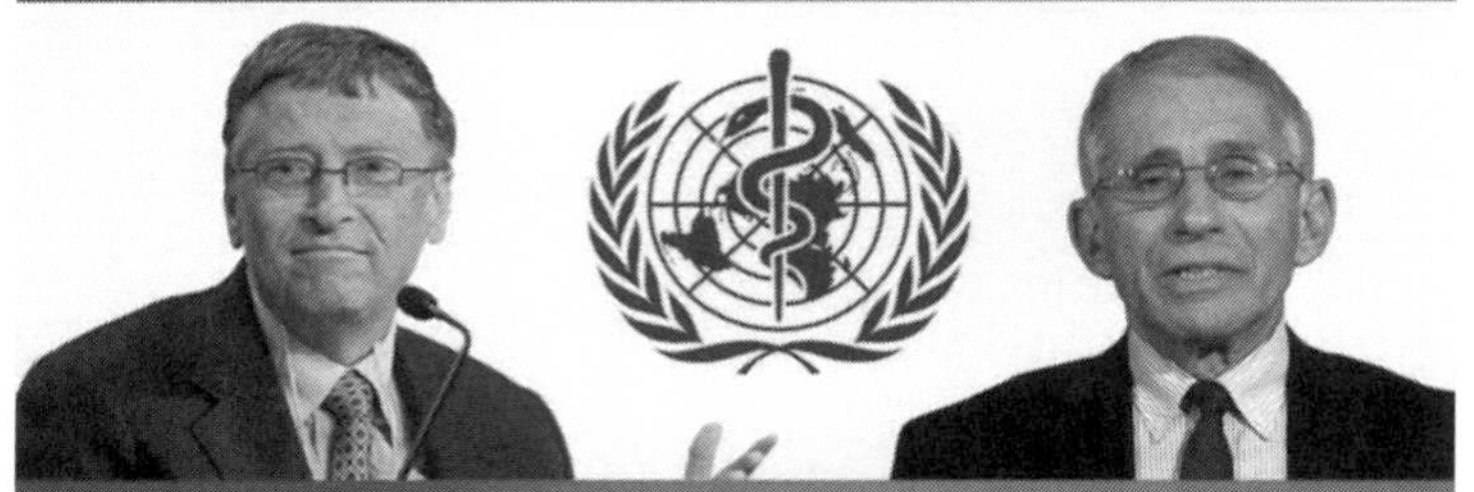

ロンドンで「ビル○イツを逮捕しろ」と怒りった群衆がゲ○ツの車を取り囲んだ。Microsoft社創業者にも「殺ジン者！」と叫び声をあげた。
ジョンソン首相がゲ○ツら経済界の有力者20人の晩餐会に招待していた。dairy express紙で報じられている。

5,501 件の表示
0:21 / 0:27

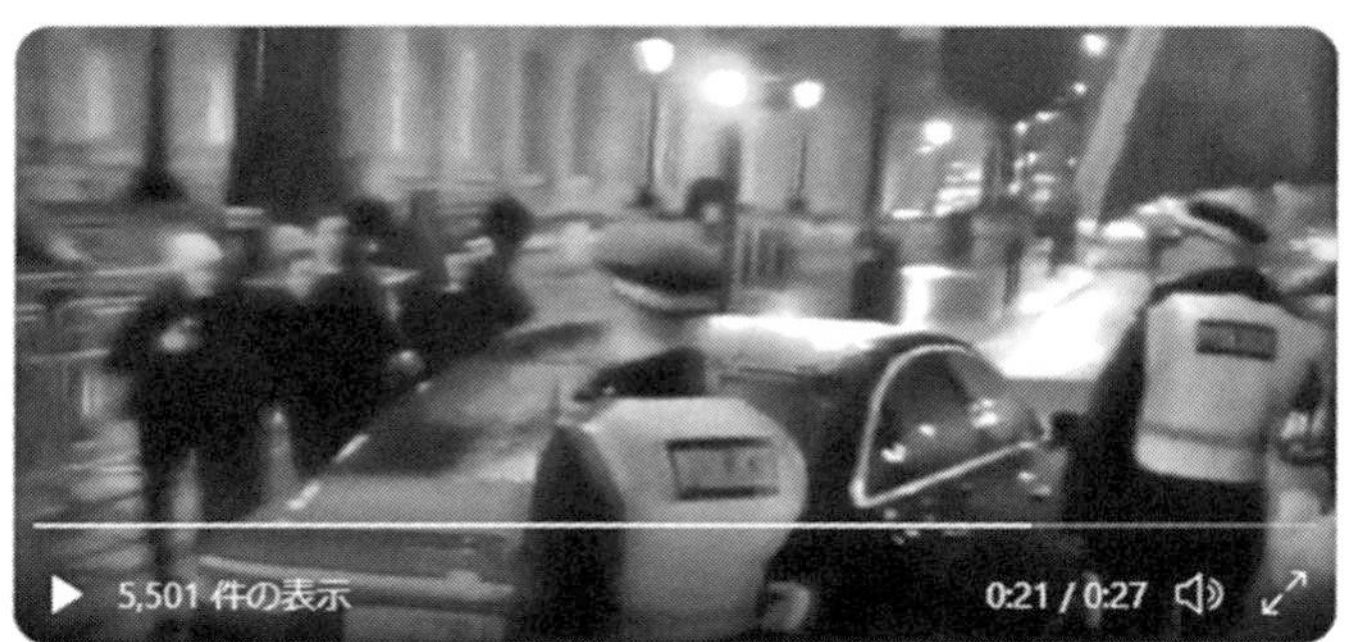

午前8:42 · 2021年10月22日 · Twitter for iPhone

ビル・ゲイツやアンソニー・ファウチが、ワクチン・テロの真実を知った市民に追いかけられ、姿形がなくなるまで、嬲（なぶ）り殺される日は近い。

第4章

アビガン、イベルメクチン、特効薬はすでにある!

1. 新型コロナには、アビガンという特効薬もある

大学病院ではすでに使われている「アビガン」

我々は、アビガンという抗ウイルス剤もまた、新型コロナの患者を救う特効薬であると知っている。実際に、「観察研究」という枠組みの中で、アビガンは、新型コロナ患者に投与され、たくさんの命を救ってきた。安倍前総理は、アビガンに期待し、早期に薬事承認したい考えも示した。だが、アビガンは、よくわからない理由で、承認されず、その後も「棚上げ」されたままで、現在に至っている。

現実には、アビガンは治療に使われているのか？　実は、大学病院の80％でアビガンを使用中である。日本のコロナ治療の主剤として使われているのだ。だが、メディアが報道しないから、テレビが放映しないから、一般の人は何も知らない。

日本のアビガンによるコロナ治療は、藤田医科大学による「観察研究」で開始され、1万人以上の患者がアビガン投与を受けている。日本中の病院がこの観察研究に参加することで、厚労省が備蓄しているアビガンを支給され治療に使っているのだが、観察研究でどんなに成果を上げても、薬事承認の対象にはならない。

日本感染症学会の臨床治療報告サイトに、観察研究をベースにしたアビガンによる治療成果の報告が多数なされていた。なぜか、突如、サイトは閉鎖され、それまでのデータも抹消された。日本中のドクターは、ここのデータをもとにアビガンなどによる治療方法を模索していたのに。まるで、アビガンを隠蔽（いんぺい）したい人たちが、データを封印したかのようだ。

代わりに、即席で開発されたワクチンが、コロナ対策の主眼に据えられた。WHOにしても、日本の厚労省にしても、アビガンなどの抗ウイルス薬を排除し、ワクチンでコロナ感染を防ぐと言い出した。だが、ワクチンの開発には長期間が掛かる。安全性の確認も時間が必要だ。開発を始めてから1年もたたないうちに、ファイザー、モデルナ、アストラ・ゼネカと言ったワクチンが出来上がってきた。過去にはありえない超速の開発である。過去に、ワクチンの開発が急がれたウイルスは、他にいろいろあったが、いずれも、安全性に問題があり、実現していない。

だが、今回に限って、どこの製薬会社も開発に成功した。この超速の開発成功には、裏があ

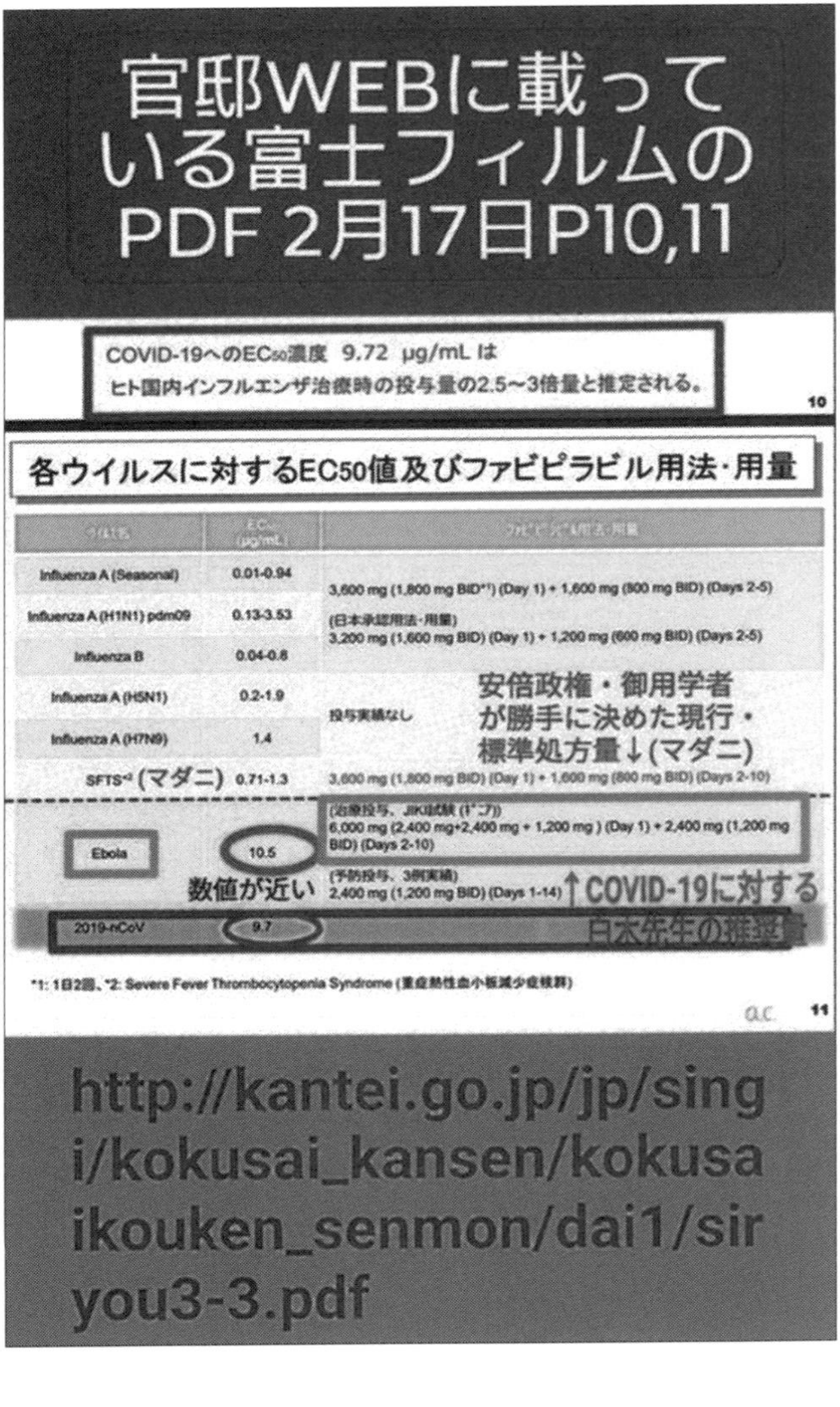

官邸WEBに載っている富士フィルムのPDF 2月17日P10,11

COVID-19へのEC50濃度 9.72 μg/mL は
ヒト国内インフルエンザ治療時の投与量の2.5～3倍量と推定される。

10

各ウイルスに対するEC50値及びファビピラビル用法・用量

[illegible]	[illegible]	[illegible]
Influenza A (Seasonal)	0.01-0.94	3,600 mg (1,800 mg BID*1) (Day 1) + 1,600 mg (800 mg BID) (Days 2-5)
Influenza A (H1N1) pdm09	0.13-3.53	(日本承認用法・用量) 3,200 mg (1,600 mg BID) (Day 1) + 1,200 mg (600 mg BID) (Days 2-5)
Influenza B	0.04-0.8	
Influenza A (H5N1)	0.2-1.9	投与実績なし
Influenza A (H7N9)	1.4	
SFTS*2 (マダニ)	0.71-1.3	3,600 mg (1,800 mg BID) (Day 1) + 1,600 mg (800 mg BID) (Days 2-10)
Ebola	10.5	(治療投与、JIKI試験 (ギニア)) 6,000 mg (2,400 mg+2,400 mg + 1,200 mg) (Day 1) + 2,400 mg (1,200 mg BID) (Days 2-10) (予防投与、3例実績) 2,400 mg (1,200 mg BID) (Days 1-14)
2019-nCoV	9.7	

安倍政権・御用学者が勝手に決めた現行・標準処方量↓(マダニ)

数値が近い

↑COVID-19に対する日本先生の[illegible]

*1: 1日2回、*2: Severe Fever Thrombocytopenia Syndrome (重症熱性血小板減少症候群)

11

http://kantei.go.jp/jp/singi/kokusai_kansen/kokusaikouken_senmon/dai1/siryou3-3.pdf

る。ワクチンが10年前から秘密に開発されていたとする情報もある。つまり、コロナ禍が始まる遥か以前にである。

安全性は大丈夫なのだろうか。安全性がないどころか、人体に有害であるからこそ、このワクチンが採用されたのである。

厚労省が制限をかけて普及させないアビガン

アビガンには、厚労省の役人たちが寄ってたかって難癖をつけ、自由に治療に使えないようにした。薬事承認は、継続審議とすることで、ずるずると先延ばしし、結論を出さない手口を使っている。

藤田医大の「観察研究」では、１万人以上の患者にアビガンが投与され、たくさんの命を救った。だが、藤田医大は、アビガンに治療効果があったとは言い切れないといった玉虫色の見解を出して、薬事承認への道を断ち切った。アビガンを扱う人たちは、徒党を組んで、特効薬、アビガンに「使えない薬」のレッテル貼りをしたのだ。その負のイメージ戦略が奏功して、アビガンは使えない薬だと思いこんでいる国民も多い。

もともと、新型インフルエンザ用に開発されたアビガンを、新型コロナに使うには、インフル用の2、3倍の用量が必要だ。だが、厚労省は、マダニウイルス用途と同じ低用量を投与すると勝手に決めた。これでは、全然足りない。十分な効果があるわけはない。しかも、アビガンは、初期患者には投与させない。中等症以上、重症にならないとアビガンを使ってもらえない。本来、アビガンはほかの抗ウイルス薬と同様に、感染初期の軽症者に使用して、重症化を防ぐための薬である。重症化させなければ、ICUもECMO(エクモ)も必要ない。病床が逼迫(ひっぱく)することもない。厚労省のごろつきたちは、アビガンが実力を発揮できないよう、拘束を掛けた上で世に出した。

一方、当時の首相、安倍晋三は、アビガンに治療効果があるとして、早急に薬事承認すると何度も表明した。そして、製造者の富士フイルムに200万人分のアビガンを備蓄するよう依頼した。

当時、厚労省は、新型インフルエンザ用に200万人分の備蓄をしていたが、新型コロナ用には3倍の量が200万人分に相当するとして、増産を依頼したのだ。つまり、政府と厚労省は、新型コロナの用途には、インフルエンザ用の3倍の投与量が必要だとわかっていたということだ。

だが、実際の運用では、新型インフルエンザ用途とあまり変わらない低い用量で投与されている。それが、厚労省の基準となっている。矛盾している。意図的にアビガンが効果を発揮し

●アビガンを感染初期に適量、投与すれば、4日で陰性化。重症化しない。よって、入院すら不要。ベッド逼迫なし、ICU不要、ECMO不要。後遺症はほぼない。副作用はほとんどない。変異ウイルスを産出しない。どんな変異ウイルスにも効果あり。

●中露では、いち早く、後発薬を認可し自国で生産。両国とも、コロナはほぼ沈静化。

●印度も、アビガンのおかげで、一時、かなり、沈静化したが、2月にワクチン接種が始まった途端に、変異種パンデミック。ワクチン接種者で無症状患者が、ウイルス撒き散らしか？結果、アビガン払底。

●菅政権・厚労省は、ウイルステロの当事者なので、口実を設けてアビガンの薬事承認をずるずると引き延ばし。「アビガンは効かない」と言ったイメージ作戦を展開。一方で50か国にアビガン提供。大量に追加発注。

●菅一味は、難癖をつけて、アビガンを国民に提供しない。

●後発薬を何とかして手に入れる！アビガンさえあれば、命は守れる！なければ、守る術はほぼない。VDと日光浴と亜鉛だけが頼り。

2020年4月3日 午後
テレ東 NEWS
テレ東 NEWS
「アビガン」30ヵ国が提供要請

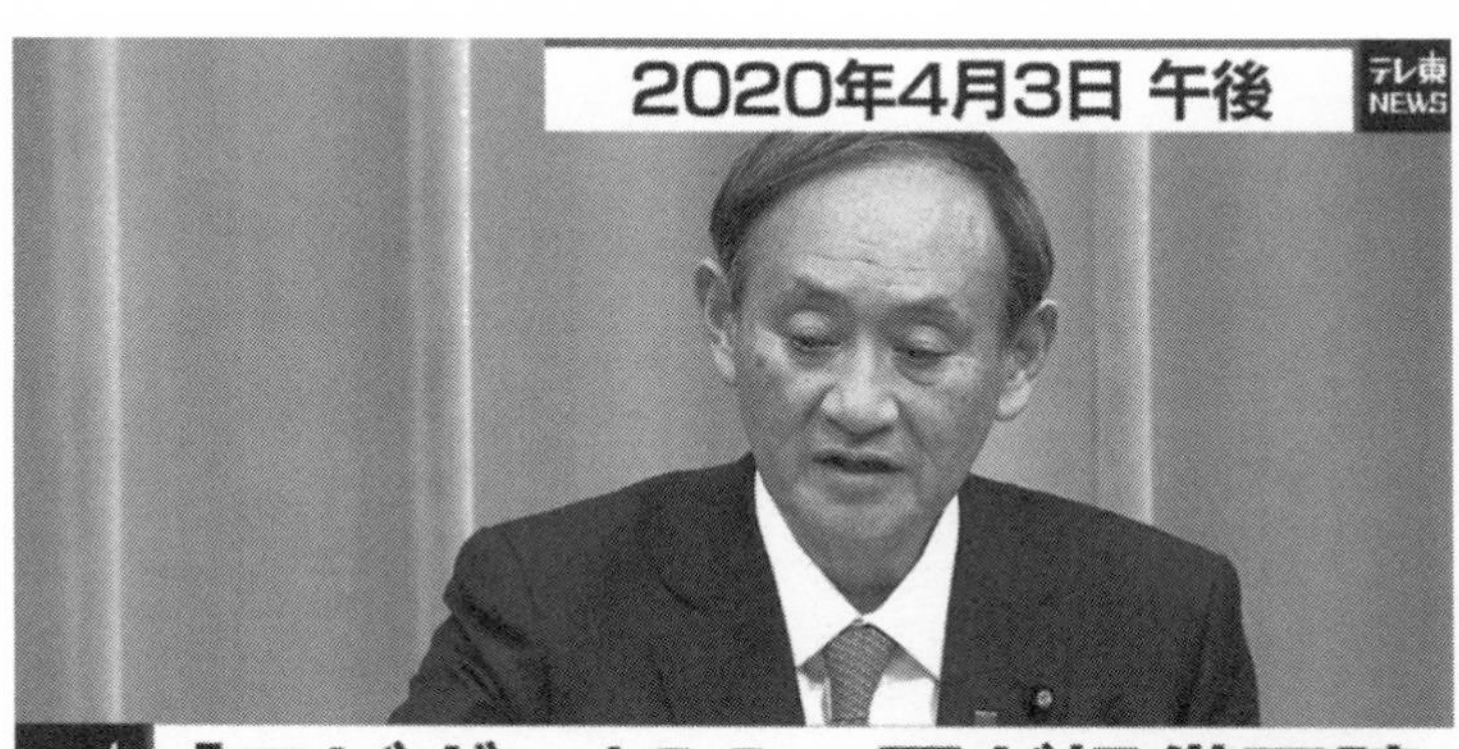

ないように制限を掛けているのだ。

厚労省は卑劣な手口でアビガンを止めた

アビガンに実力を発揮させないための汚い妨害手口である。それでも、極めて優秀な薬であるアビガンは、一定の成果を上げたのだ。

藤田医大のネガティブな結果報告に業を煮やした富士フイルム富山化学は、独自の第3相臨床試験を実施した。そして、主要評価項目を達成したと発表した。つまり、薬として効果があったと確認したのだ。当然、薬事承認が下りると誰もが期待した。

しかし、厚労省の審議会では、厚労省の役人たちが、大騒ぎしてアビガンの足を引っ張った。第3相臨床試験の治験方法が単盲検法であったことを問題視し、承認を先送りしたのだ。ビル・ゲイツからの成功報酬はどれだけ貰（もら）ったのか？

富士フイルムは色めき立った。通常、採用される二重盲検法は、コロナ患者の半分に偽薬を投与するものであり、それらの患者の利益にならない場合がある。そこで、単盲検法を採用することを、あらかじめ厚労省の承認を取った上での治験だったのだ。だが、厚労省のごろつきたちは、後になって、「単盲検法だからダメ」だと手のひらを返したのだ。

「はめられた」と知った富士フイルムは、極めて異例の不服表明をしたのだ。厚労省は汚い手口を使って、薬事承認を阻止した。もっとも、当時の富士フイルムのトップの古森は、安倍晋三のゴルフ仲間、盟友であり、アビガンを世に出さない算段は、上の方だけの談合で決まっていたとみるが。

後日、アビガンの開発者である白木公康教授は、「古森にはめられた」ともとれる異例の抗議発言をしている。

安倍晋三のお仲間が独占したアビガン200万人分

さて、安倍晋三の真意はどこにあったのか？　安倍は、本当にアビガンを押そうと考えていたのか？　とんでもない。アビガンは、コロナの特効薬であり、これさえあれば、感染の予防もできるし、感染しても早期に陰性化できる。だから、アビガンを独占しておけば、そのグループだけは、コロナ禍から逃れることができる。だから、安倍は、200万人分の備蓄上乗せをさせたのだ。自分たちだけのために。

安倍晋三は、世界の大富豪たちのサークルの末端会員である。ロックフェラーやロスチャイルドを頂点とするハザール・ユダヤ人大富豪たちの「生物兵器テロ計画」の実行には、自分たちだけの命を守るアビガンを200万人分備蓄しておく必要があったのだ。この200万人分は、今でも厚労省が管理している。国民は自由に手に入れることができない。もし、この薬が、2020年の早いうちに国民に提供されていれば、日本は、ワクチンなど採用することもなく、コロナ禍を克服しているはずだ。

2021年6月18日、アビガンの製造者である富士フイルム富山化学の岡田淳二社長は、「アビガンは変異株にも有効」だとして、「コロナ収束に貢献していきたい」と語った。地元の富山新聞が一面トップで伝えた。

アビガンがどんな変異株にも等しく効果を持つことはわかっている。「現行のワクチンでは重症化を防げない変異株が流行する恐れも指摘されている」と富山新聞は言うが、アビガンが本当に使えるならば、ワクチンなど一滴もいらない。

問題は、政府と厚労省が邪魔をして、ワクチン以外の薬を自由に使わせないことだ。岡田社長のプロパガンダは、プロパガンダに終わり、何も先には進まない。

現在、富士フイルム富山化学が進めている、新たな第3相臨床試験は、10月に結果が出るという話だったが、出た形跡はない。今後、結果が出たとしても、そのころには、殺人ワクチンによる被害も十分出そろっているであろう。手遅れだ。

本来、この種の発症初期の患者を対象にした第3相臨床試験を早期に実施するべきだった。

そのように開発者の白木教授も富士フイルムトップに依頼した。だが、裏切られた。古森さんが退任して、やっと、富士フイルムも動き出したということか。古森さんは、アビガンの進捗を鈍らせる役割を立派に果たした。ビル・ゲイツさんもお喜びであろう。

［参考記事］　アビガン、50歳以上の早期コロナで第Ⅲ相開始　2021年4月21日
https://medical-tribune.co.jp/news/2021/0421536165/

富士フイルム富山化学は本日（4月21日）、抗インフルエンザ薬ファビピラビル（商品名アビガン）について、50歳以上の新型コロナウイルス感染症（COVID－19）患者を対象に、新たな国内第Ⅲ相臨床試験を開始したと発表した。重症化リスク保有患者が対象。

昨年（2020年）行われたファビピラビルの臨床試験では、特にCOVID－19発症早期の患者で症状改善を早める効果が示唆された。今回の第Ⅲ相二重盲検プラセーボ対照試験では重症化危険因子を有する発症早期患者を対象とした。具体的には、発熱などの症状発現から72時間以内かつ基礎疾患、肥満などの重症化危険因子を有する50歳以上のCOVID－19患者。主要評価項目は重症化した患者の割合とし、有効性と安全性を検証する。

国民にはワクチンを打たせて、自分たちはアビガンで防衛

さて、アビガンの200万人分の備蓄は、既に、100万人で構成されるという大富豪のディープステイト（DS）とでも呼ぶべきグループに渡っているかもしれない。厚労省の特定の人物が、アビガンの管理をしており、政治家や官僚が要望すれば、アビガンを提供してもらえるとの情報がネット上を駆け巡った。当該役人は、真っ青になって、否定した。

そのうち、アビガンの200万人分の在庫は、試用期限が切れたため、やむなく、廃棄処分したといった虚偽ニュースが、目立たないように、控えめに流されると予測する。世界のセレブにアビガンを提供して、国民には使わせない。いったい、日本の政権与党は誰の味方なのか？　彼らは国民の味方ではない。絶対に違う。

さて、アビガンさえ独占しておけば、ウイルステロでも何でもできる。国民には、有害無益なワクチンを供与し、菅義偉は、ワクチンの代わりに生理食塩水を注射して、接種したと言い張る。これで、ビル・ゲイツたちの狂気のワクチンテロを阻むものはないはずだった。だが、思わぬ伏兵が現れた。イベルメクチンである。後述する。

誰もがアビガンを使えるように輸入した

さて、アビガンについては、よしんば厚労省に認可されたとしても、どうせ、患者側の都合に合わせて処方はされない。今までと同じく、入院して、肺炎など中等症になるまでアビガンは処方されない。ベッドが逼迫して「入院待ち」の状態となれば、自宅か療養施設で、なんら、医療行為も受けずに待つことになる。その間に、急激に症状が出て死亡する人も多い。これでは、アビガンが認可されたとしても、患者を助けることにならない。それに発症後10日たってからアビガンを投与され、回復したとしても、後遺症が残ることがある。これでは、一生、悔いが残る。

アビガンを、感染初期段階で一気に大量投与して、投与後2、3日でウイルスの増殖を止めてしまう。陰性化する。そこから先のコロナ物語はない。入院する必要すらない。薬を貰って自分で飲めば、勝手に治る。だが、そんな理想的な態勢が実現するわけがない。厚労省がさまざまな制約を設けて邪魔をしてくる。

そこで、我々は考えた。外国のアビガン・ジェネリック品を手に入れようと。自分で使用する分量のジェネリック薬を個人輸入することは、完全に合法的である。調べてみると、中国、ロシアを筆頭に多くの国でファビピラビル製剤（アビガンの商品名）を製造しているとわかってくる。特に、インドは、製薬大国らしく、あっという間に10社以上が名乗りを上げる（最終的には90社を数えたらしいが）。

海外では手軽に利用されているアビガン

我々は、いろいろ試して、インドからの輸入が現実的であることを見出した。そして、実際にやってみた。日本国内などの取次会社を経由して、アビガン・ジェネリックを購入した。3週間ほどで自宅に現物が届いた！

私、RKは、届いたジェネリック薬をネット動画でご披露した。これさえあれば、自己責任で、コロナ感染に備えることができる。もともと、副作用のほとんどない薬だ。だから、安心して服用できる。

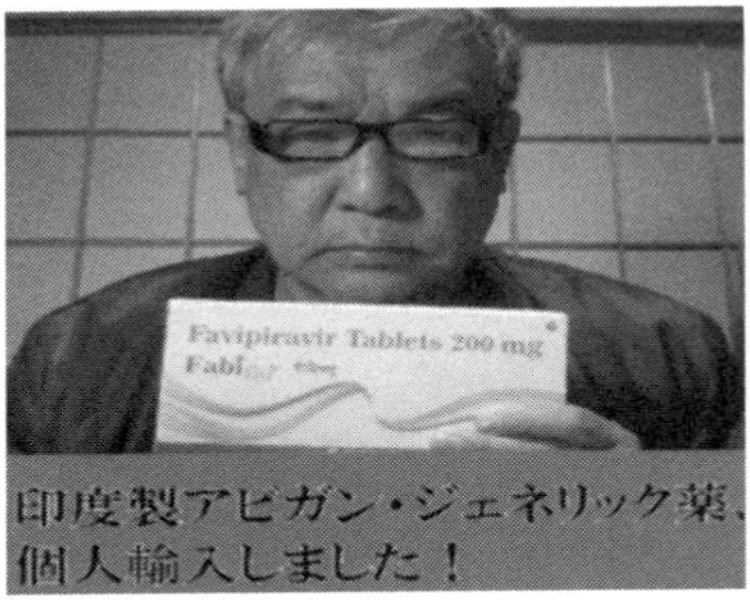

入院して10日間も待つ必要はなく、ちょっと熱が出て、コロナっぽいなと思ったら飲めばいい。それで、1、2日すれば、すべては終わる。注射液、点滴液ではないから飲みやすいのもいい。

Favipiravir Tablets 200 mg

印度製アビガン・ジェネリック薬、個人輸入しました！

ちなみに、ロシアや中国では、アビガン・ジェネリック薬を自動販売機やネットで購入できる。まるで、ビタミン剤扱いである。

非常に多くの人が、アビガン・ジェネリックの個人輸入に着手した。インドの現地企業と直接交渉する人も現れた。アビガンは、実は、感染予防にも使えるはずだ。どの程度飲めばいいか不明な点はあるが、一般に、予防目的なら、少ない用量でいいはずだ。

一時期、インド政府がアビガン・ジェネリックの輸出を禁止したといった未確認情報が流れ、インドからの入荷が止まったことがあった。だが、有志が現地と連絡を取り、購入の方法は残っているとわかり、再開した。またまた、多くの人がアビガンを手に入れた！　この経験があとになって生きている。

そして、インドの製薬会社は、新型コロナ治療用に適したアビガン・ジェネリックを開発する。日本のオリジナル製品は２００㎎製剤だが、インドでは、４００㎎や８００㎎製剤を作り出したのだ。最初の1日目など、一度に飲む量が多いので、1錠２００㎎では、錠剤の数が多すぎるのだ。そして、ついに「液体ファビピラビル」まで登場しているようだ。寝たきりの患者、ＩＣＵにいる患者にも投与ができる。アビガンは、日本の外で進化し始めたのだ。

アビガンに続いて、イベルメクチンが優れたコロナ予防薬であるとわかったとき、我々は、即刻、インドからの個人輸入に走った。首尾よく、2、3週間後に商品名「イベルメクトー

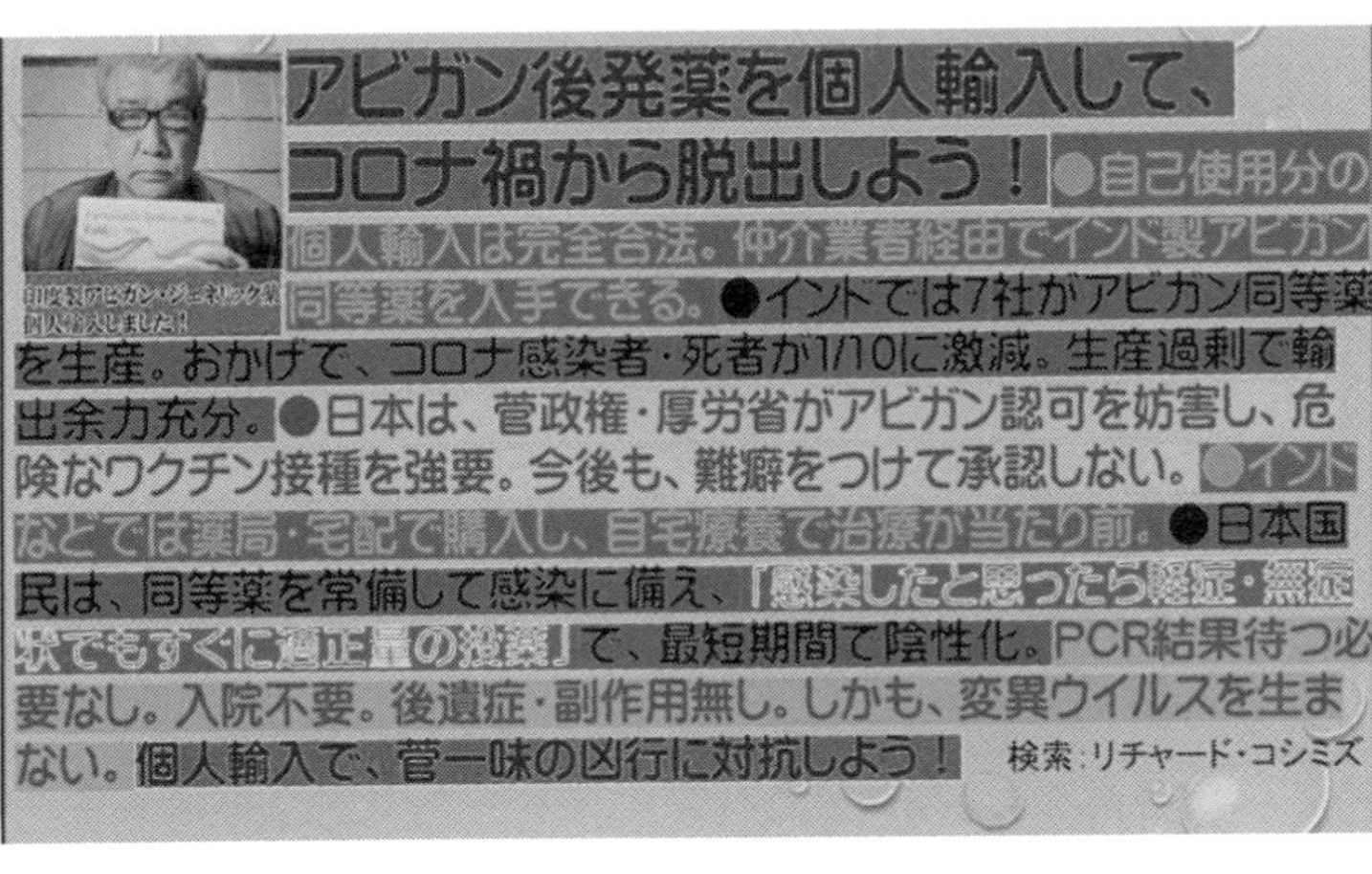

アビガン後発薬を個人輸入して、
コロナ禍から脱出しよう！
●自己使用分の個人輸入は完全合法。仲介業者経由でインド製アビガン同等薬を入手できる。
●インドでは7社がアビガン同等薬を生産。おかげで、コロナ感染者・死者が1/10に激減。生産過剰で輸出余力充分。
●日本は、菅政権・厚労省がアビガン認可を妨害し、危険なワクチン接種を強要。今後も、難癖をつけて承認しない。
●インドなどでは薬局・宅配で購入し、自宅療養で治療が当たり前。
●日本国民は、同等薬を常備して感染に備え、「感染したと思ったら軽症・無症状でもすぐに適正量の投薬」で、最短期間で陰性化。PCR結果待つ必要なし。入院不要。後遺症・副作用無し。しかも、変異ウイルスを生まない。
個人輸入で、菅一味の凶行に対抗しよう！
検索:リチャード・コシミズ

渡辺裕
管理者 · 7時間前

インドで新たなアビガン後継薬ファビピラブル【BALflu】販売予定。
BALfluは28.7パーセントでより速くウイルスをクリアする有効性を持ってるとのこと。
成分凝縮なのか？白木教授の3分の１程度の量で有効らしい？
https://health.economictimes.indiatimes.com/.../82929272

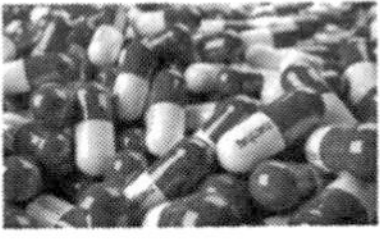

医薬品メーカーのバルファーマは月曜日、Covid-19の治療のためにBALfluというブランド名で国内市場で抗ウイルス薬Favipiravirを発売したと述べた。バンガロールに拠点を置く会社は、その製剤は400 mgの強さで錠剤の形で利用可能になると言いました。
Favipiravirは、ウイルスタンパク質合成を阻害および終了し、インフルエンザウイルスの致死的な代謝を誘導するため、軽度から中等度のCovid-19感染患者に使用
されています。
BALfluは、エボラウイルス、アリーナウイルス、ブニヤウイルス、フィロウイルス、西ナイルウイルスおよびラッサウイルスなどの季節性株を含む53種類のインフルエンザウイルスの治療にも使用できる広域スペクトル製剤である、と

いつき @Itsuki81K · 7時間
#アビガン

去年の１２月、単盲検はダメ！有効性を明確に判断することは困難！との理由で継続審議となった。海外では二重盲検で治験をしているところもあり、海外のデータなどを踏まえて改めて審査すると言っていた。やる気があれば年明け早々に承認できたはず、なのに今頃再治験で結果は１０月って！ twitter.com/Itsuki81K/stat...

一方、投与した医師は、アビガンか偽薬かを知っていることから、関係者によりますと「今回のデータでは、医師の先入観が影響している可能性を否定できない」などと、審議会の委員から慎重な判断を求める意見が相次いだということです。

厚生労働省は海外の治験のデータなどを踏まえて審議会で改めて審査を行う方針で、承認の判断は年明け以降に持ち越されることになりました。

厚生労働省は「詳しい審議の内容は、企業秘密にあたるので明らかにできないが、有効性が否定された訳ではない」としています。

富士フイルム富山化学「継続審議は非常に残念」

ル」が手元に届く。早速、皆が、イベルメクトールを１、２錠、試しに飲んでみる。これで、感染予防は万全だ。アビガンでの経験が生きている。苦労した甲斐（かい）があった！

2. 特効薬としてイベルメクチンが急浮上

年に1回の投与で効果を出している

イベルメクチンは、北里大学の大村智先生が開発した駆虫薬である。当初、犬猫の虫下し薬として開発されたが、人間の寄生虫病にも効果があるとわかって、アフリカなどで多用されるようになった。ブヨの一種に刺されて失明する病気、オンコセルカ病がアフリカで蔓延していたが、イベルメクチン投与で予防できるとわかった。毎年、数千万人が失明から免れた。

大村先生は、アフリカなどで大いに感謝された。そして、日本人としては初めてのノーベル生理学・医学賞を受賞した。今まで、30億人以上が、イベルメクチンの投与を受けているのだ。

そのイベルメクチンが、コロナ禍で思わぬ大ホームランをかっ飛ばしたのだ。高価なワクチンをなかなか接種できない発展途上国で、安価で、身近にあるイベルメクチンを試しに使ってみたところ、抜群の感染予防効果、治療効果があることがわかったのだ。イベルメクチン採用

の動きは、すぐさま、アフリカや南米、インドに広がった、

そもそも、イベルメクチンは、毎年、アフリカなどで無償で配られ、住民たちは、寄生虫病予防のために、年1回、服用していたのだ。アフリカは、衛生環境が劣悪で、ウイルスが蔓延しやすいイメージがある。だが、コロナに関しては、ほとんど、流行が見られていない。何十年もの間、毎年、イベルメクチンを飲んできたことで、感染予防になっていたのではないか。実際にイベルメクチンを年1回飲んでいる国では、COVID－19の感染率が極端に低い。日本の民間研究者である末吉榮三氏が、この面白い関係を発見したのだ。

オンコセルカ病の予防には、イベルメクチンを年に1回飲むだけで、事足りている。であるならば、COVID－19に対しても、年1回の投与で予防できるかもしれないのだ。まさに、奇跡の薬である。COVID－19を退治するために生まれてきた薬のようである。

これはペニシリン以来の大発明だ

イベルメクチンは、ノーベル生理学・医学賞を受賞した大村氏が発見したマクロライド系抗生物質であり、犬猫や馬の寄生虫駆除薬として開発されたものが、人間の寄生虫感染症にも使

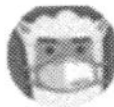

AIzhacker @AIzhacker · 6月27日

（検閲動画）ピエール・コーリー博士 米国上院でのCOVID-19初期治療に関する証言（日本語字幕）

nicovideo.jp/watch/sm389445...

"もっと早く治療すれば救われていたと知っていながら、**イベルメクチン**を使えば患者を治療し入院を防いでいたと知っていながら、患者のケアを続けることはできません"

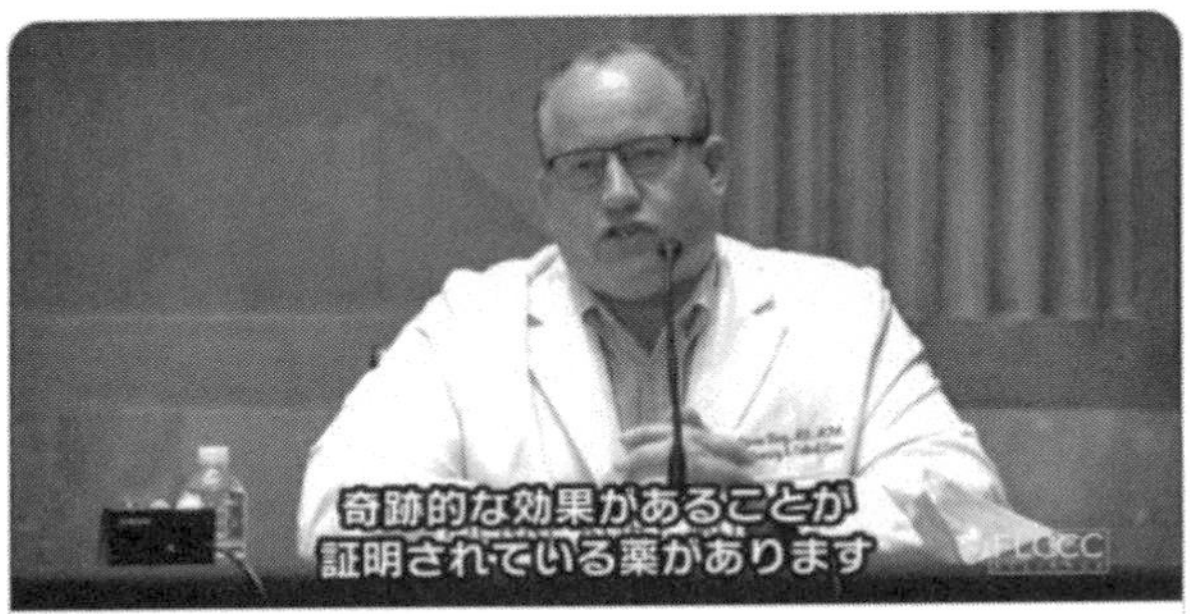

奇跡的な効果があることが
証明されている薬があります
FLCCC

（検閲動画）ピエール・コーリー博士 米国上院でのCOVID-19初期治...

"それは この危機（パンデミック）を解決する方法があるということです 奇跡的な効果があることが証明さ...

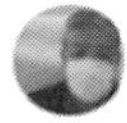

リチャードコシミズ @eGiZm4HfLw1TZX9 · 6月20日

これからは、ワクチン接種者が路上で倒れる姿が多発します。**イベルメクチン**感染予防が唯一の対策。政府は国民の敵。

richardthekoshimizu.cocolog-nifty.com/blog/2021/06/p...

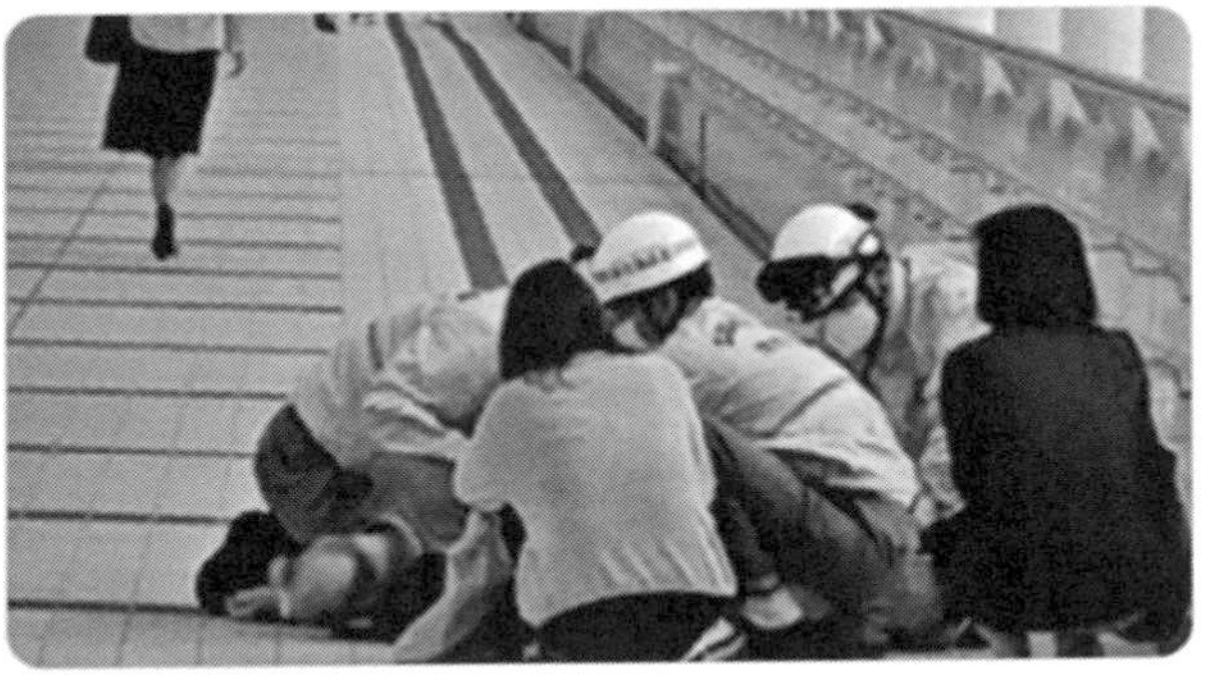

えるとわかり、アフリカや中南米で多用されている。その寄生虫のお薬が、新型コロナに効いてしまった！　その作用機序は？

①ウイルスの細胞内侵入を妨げる（ヒトの細胞の受容体ＡＣＥ２にウイルスのスパイクタンパクが結合するのを阻害する）。

②ウイルスの複製を阻害（ウイルスタンパクを核内に運ぶ移送物質インポーチン等にも結合し、ウイルスの複製 or 増殖を阻害する）。

③重症化を防ぐ（免疫を調整することで、炎症や免疫の暴走であるサイトカインストームを抑制し、重症化を防ぐ）。

１人３役なのである。マルチな才能をいかんなく発揮する奇跡の薬なのだ。ウイルスが人間の細胞に入ってくるのを阻止する。ウイルスが増えるのを阻止する。免疫の暴走を防ぐので、重症化しない。今まで存在しなかったようなスーパーマン的薬剤である。ペニシリン以来の大発明だ。試験管レベルの研究では、新型コロナウイルスがヒトの細胞内で増殖する際に、イベルメクチンが、ウイルスのタンパク質の核内移行を妨害し、増殖を抑制することがわかったのだ。世界中で、多くの学者がイベルメクチンに着目し、研究と実践は一気に進んだ。

イベルメクチン投与で入院期間が短縮された

米国の医師の団体であるＦＬＣＣＣ（救命救急専門医たちが結成した、感染を防ぐプロトコル（治療手順）を開発する非営利団体）は、イベルメクチンを、以下の通り、評価している。

（Front Line COVID19 Critical Care Alliance）

① 新型コロナウイルスの複製を阻害し、感染した細胞培養において48時間でほぼすべてのウイルス物質を消失させる。

② 感染した患者の家族間のＣＯＶＩＤ－19の感染と発症を防ぐ。

③ 軽度から中等度の疾患でも、発症後早期に治療することで回復を早め、悪化を防ぐ。

④ 入院患者の回復を早め、集中治療室（ＩＣＵ）への入室や死亡を回避する。

⑤ 国民全体に配布・使用されている地域では、症例死亡率の顕著な低下をもたらす。

また、英国のアンドリュー・ヒル博士は、「イベルメクチンは対照群と比較して入院期間を有意に短縮した。中等度・重度の感染症を対象とした6つのＲＣＴ（ランダム化比較試験）では、イベルメクチン投与群では14人（2・1％）の死亡、対照群では57人（9・5％）の死亡が認められ、死亡率が75％減少した（p＝0・0002）。また臨床的に良好な回復を示しており、入院期間も短縮された」としている。

「効果なし」は捏造の臨床試験結果

一方で英国の権威ある学術誌JAMA（The Journal of the American Medical Association）に、コロンビアの研究者による「COVID－19治療にイベルメクチンを投与しても効果はない」とする臨床試験結果が掲載された。

この文書に世界中の研究者が猛烈な反発を示した。臨床試験結果を捏造（ねつぞう）して、イベルメクチンの効果を隠蔽しようとしたとする批判が殺到した。ビル・ゲイツに飼われた研究者が、イベルメクチンを封印することで、ワクチン接種に世界を向かわせようと企んで、嘘をついたのだ。

「米国の医師による公開書簡：JAMAのイベルメクチン研究は致命的な欠陥がある」とする書簡を公開している。書簡には日々新たな署名が加わっており、「試験結果を歪曲して結論付けた論文を掲載した」として、JAMAに対する批判も高まっている」。

イベルメクチンという稀有な薬をCOVID－19の予防と治療に使わないことは、助かる命を失わせることを意味する。つまり、殺人行為だと医師たちは、政府当局を糾弾しているのだ。

この圧力に、ビル・ゲイツに買収された政府首脳たちは、いつまで耐えられるか？

メキシコ、インドで感染者を減らしたイベルメクチン

［参考記事］　メキシコは「イベルメクチン」計画で入院と死亡が解消
http://takahata521.livedoor.blog/archives/8930791.html
メキシコシティ、２０２１年5月26日（LifeSiteNews）
メキシコの保健省公共イノベーション省（ＤＡＰＩ）とメキシコ社会保障研究所（ＩＭＳＳＳ）の調査によると、メキシコシティの賑（にぎ）やかな首都で、イベルメクチンをＣＯＶＩＤ－19陽性患者に処方する都市全体のイニシアチブは、入院率が52～76％減少しました。
実際、2月25日以前、チャミー・キンテロは、週の過剰死亡者数が3週間前にくらべ驚異的に、３０００人減少し、２０２１年2月27日までに病院の稼働率が劇的に減少し、1月末の約90％からわずか数週間後に約50％に減少したと指摘しました。
American Journal of Therapeutics に発表されたイベルメクチンの有効性に関する新しい研究では、「18件のランダム化比較試験」が分析され、予防として「イベルメクチンの

定期的な使用によりCOVID－19に感染するリスクが大幅に減少した」ことがわかりました。

さらに、研究者らは、COVID患者において、この薬剤が「死亡率、臨床的回復までの時間、およびウイルスクリアランスまでの時間の大幅な統計的に有意な減少」を誘発することを発見しました。イベルメクチン治療の早期使用を採用した24州では、ピーク時の死亡率が記録されてから30日後に過剰死亡が平均59％減少し、60歳以上では45日後に75％減少しました。

日本の大手メディアも、イベルメクチンがインドで成果を上げていることを報じ、なぜ、WHOが採用に反対するのか疑問を呈している。WHOがビル・ゲイツのひも付きであり、殺人ワクチンを普及させるために動いている証拠である。

インドの新規感染者数は、イベルメクチンの本格投入から1カ月で、急減した。世界の注目を集めた、1日30万人の感染者数が、いとも簡単に10万人まで下がっている。イベルメクチンの威力たるや、恐ろしいものがある。

［参考記事］日本発「イベルメクチン」インドがコロナ治療で感染者数減もWHO「反

対」のナゼ　5月26日（水）　AERA dot.

新型コロナの変異株の蔓延で感染爆発が起きていたインドだが、5月を過ぎてから、その状況に変化が生じている。各州が抗寄生虫病の特効薬「イベルメクチン」の本格投与に踏み切ってから、感染者数・死亡者数ともに減少に転じているのだ。イベルメクチンといえば、大村智・北里大特別栄誉教授が発見、開発し、2015年にノーベル生理学・医学賞を受賞した抗寄生虫薬。効果が認められれば、日本で発明された薬が、ワクチン不足の世界を救うことになるかもしれない。こうしたインドの状況について、北里大学教授・大村智記念研究所感染制御研究センター長の花木秀明氏は期待をかける。――イベルメクチンの本格投与に踏み切ったインドで、改善の兆しがみられています。インドは今、どのような状況なのでしょうか。インドではほとんどの州で投与が進んでいる状況です。中には投与を見送っている州もあり、5月以降、投与を見送ったタミル・ナードゥ州では感染者数が増加を続ける一方、投与をしているゴア州では感染者数が減少しています。感染状況に大きな差が生まれているというデータが出てきました。

実はインドだけではなく、ペルーでも投与に踏み切った州は効果が出ています。イベルメクチンが投与された8つの州と、投与が遅れたリマ州とでは、発生数と死亡者数に歴然とした差があります（グラフ参照）。投与後は、新規感染者が10分の1から15分の1まで

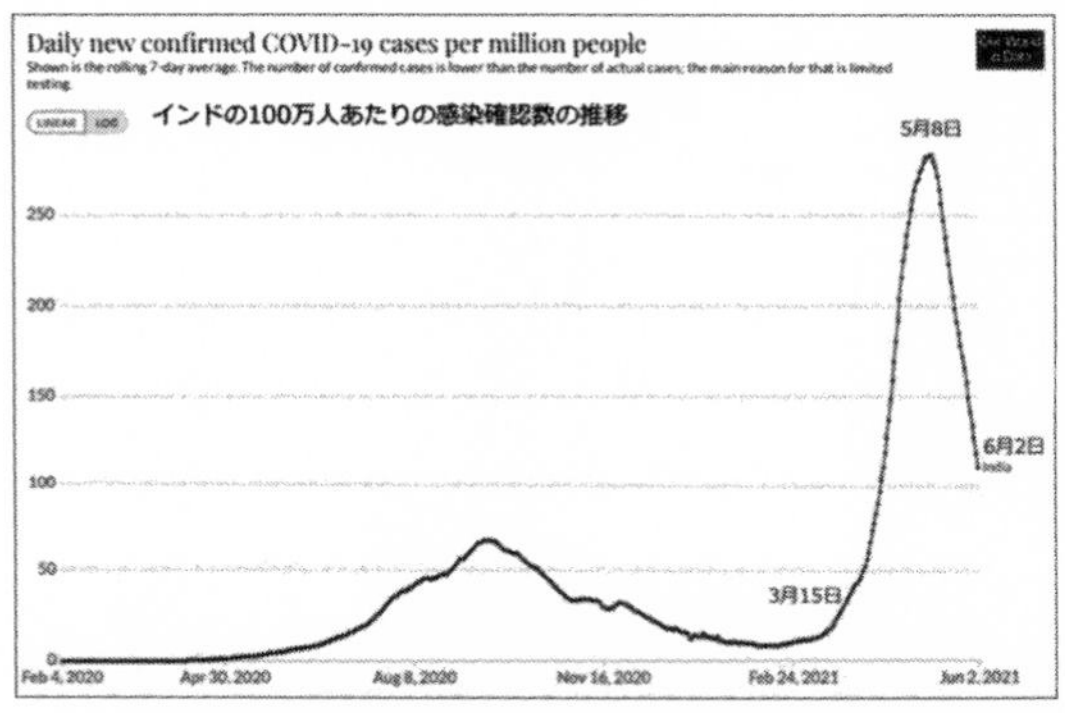

イベルメクチンはインドの感染者を急減させた

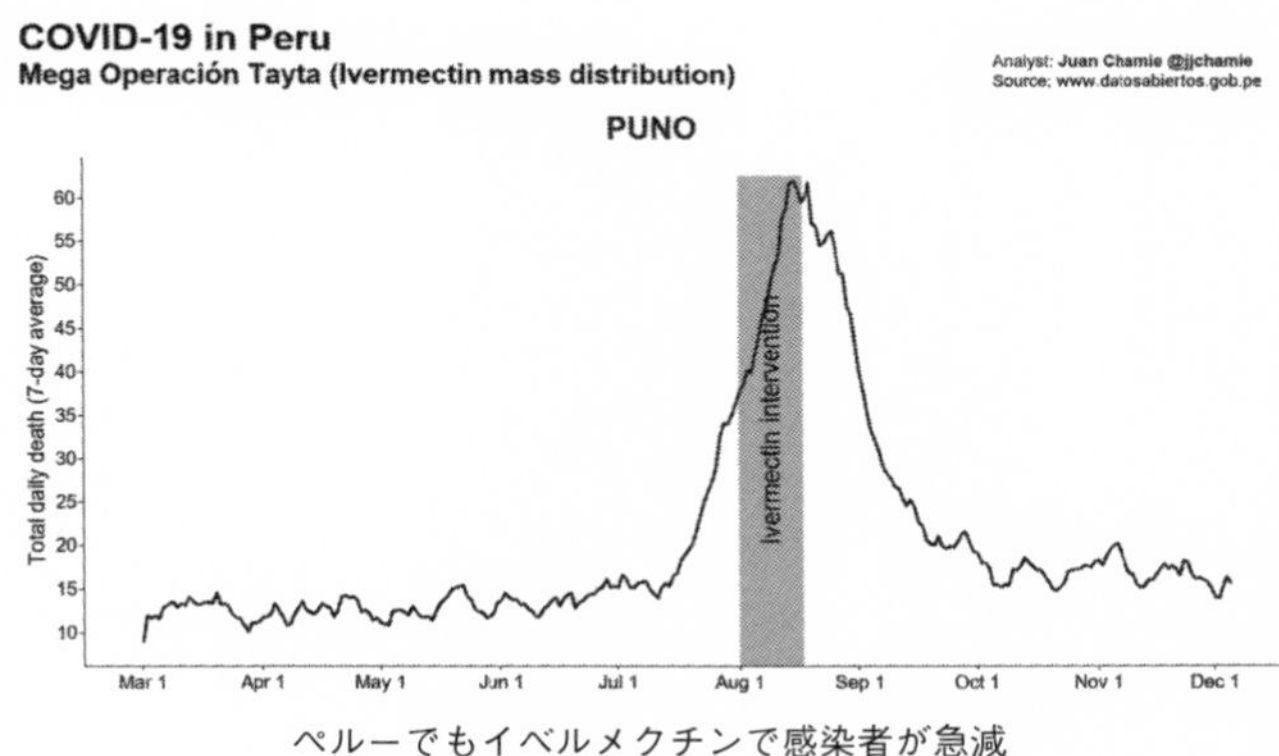

ペルーでもイベルメクチンで感染者が急減

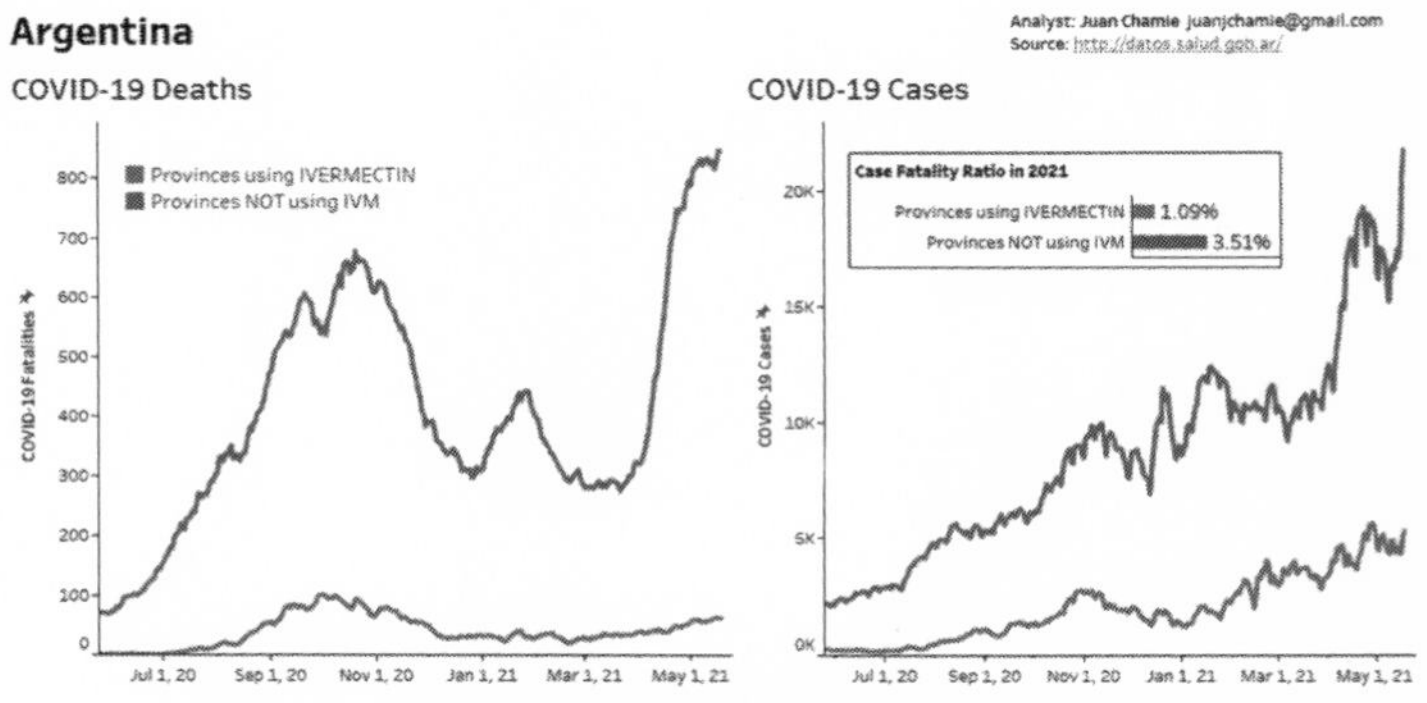

アルゼンチンでもイベルメクチン使用者は感染者も死亡者も少ない

減少したのです。その後に大統領が変わって、ペルーでは投与しない方針に転じましたが、再び感染者数が急増し、元の木阿弥（もくあみ）になってしまいました。

皮膚病や花粉症、がんにも有効か

実は、イベルメクチンは、駆虫薬だけでなく、各種のウイルスにも効果がある、それどころか、がん細胞にも効果があるとわかってきている、物凄（ものすご）い万能薬なのだ（実は、コロナ対策でイベルメクチンを服用した人たちが、関係ない病気が治ったとザワザワ噂をしている。30年来の皮膚病が完治。花粉症が消滅した。などなどである。この薬の潜在能力は計り知れない）。

読売新聞ですら、２０２１年4月28日の記事「イベルメクチンはコロナ治療に有効か無効か世界的論争の決着に日本は率先して取り組め」にて、イベルメクチンを使わないことに疑問を呈している。以下が記事からの抜粋である。

●北里大学の大村智博士が発見した抗寄生虫病の特効薬イベルメクチンが、コロナウイルス感染症（ＣＯＶＩＤ—19）に効果あり、との臨床試験が途上国を中心に約80件報告されている。

●米英の多くの医師も「効果あり」として予防・治療に使うよう主張しているが、製薬会社や政府当局には「臨床試験が不十分だ」として、使用を阻止する動きもある。

●治療薬開発とワクチン接種にはまだ時間がかかる。医療経済学の観点からも薬価が安く副作用がほとんどないイベルメクチンを使用するべきとの声は強く、その採否は世界的な議論になっている。

●日本は、イベルメクチンのCOVID―19治療への使用を医師・患者の合意を条件に認めているが、積極的に承認する意向は見えない。率先して薬の効果を確認する取り組みを進めるべきだ。

すでに厚労省はイベルメクチンの使用を奨励している！

こんな記事を読売が出しても、菅政権は1ミリも動こうとしない。厚労省は、2020年5月18日に、地方自治体に出した『新型コロナウイルス感染症診療の手引き（第2版）』にて、「適切な手続きを行ったうえで、イベルメクチンのCOVID－19への適応外使用を認める」と明記している。つまり、疥癬（かいせん）や糞線虫症（ふんせんちゅうしょう）の薬であるイベルメクチンを新型コロナに使っても構わないとする通達はすでに出しているのだ。そして、診療の手引きには、「米国の観察研究において、イベルメクチン投与により死亡率が低下する可能性を示唆する結果が報告されている」という記載もあるのだ。

だが、この通達が医師に伝わっていない。誰もイベルメクチンを使えると知らないのだ。どうやら、厚労省は、イベルメクチンがとんでもなく優秀な薬で、ワクチンの代わりに使えるとは、当時は、認識していなかったようなのだ。ノーマークだったので、適応外使用を認めてしまった。そこで、あとになって、裏から手を回して、使えないようにメーカーに根回ししたようだ。

当時の田村厚生労働相は、「適応外使用では今でも使用できる。医療機関で服用して自宅待機するという使用法もある」と答弁している。まさしく、病院で薬を処方してもらって、自宅で待機するということが可能であるなら、何も治療を受けられない待機患者にとって、大いなる福音だ。菅（前）首相も、「日本にとって極めて重要な医薬品であると思っているので、最大限努力する」と答弁した。

だが、現実は、まったく異なる。現状、新型コロナ用にイベルメクチンを求めると、製造者のメルクが、「COVID‐19用には出さない」と断られるという。これでは話にならない。菅義偉も田村も口ではイベルメクチンを奨励すると言っておきながら、臨床では使えないように裏から手を回しているのだ。この薬があったら助かった人たちが、いったいどれだけいたであろうか？

メルクは、ビル・ゲイツらと談合して、イベルメクチンを世に出して特効薬として脚光を浴びるのを阻止しているのだ。医師の中には、便宜上、疥癬（かいせん）の薬として処方する人もいる。獣医さんから、液状のイベルメクチンを調達する人もいる。そして、ＷＨＯは、絶対に使うなと強い調子で通達している。理由は不明である。「だって、殺人ワクチンを打てなくなるじゃないか」と、ＷＨＯの本音を聞くことは、金輪際、なさそうだ。

世界中で、80件の臨床試験が発表されているが、否定的な論文は2件にとどまっている。そのうち1件は、試験方法がでたらめだったと糾弾されている。80件というのは、非常に多い数だが、ＷＨＯは、十分ではないと苦しい言い訳をしている。そんなにビル・ゲイツの裏金が欲しいか、ＷＨＯは。

ちなみに、インド当局はＷＨＯの制止を振り切り、イベルメクチンを本格導入し、1カ月でコロナ禍をほぼ制圧した。だが、その後、首脳がまた買収されたらしく、つい最近、イベルメクチンの使用を禁止した。そして、ワクチンを推進した。さて、今後、感染者と死者がどうなるのか？

「国がそんなことを……」という情報弱者にどう説得するか

イベルメクチンを使えば、コロナ禍から脱出できる。それがわかっているのに、家族を説得できない。

「イベルメクチン12㎎を手に入れました。早速呑みました。家族を守りたく、飲んでもらえるよう説明を試みました。ゴリゴリのB層でした。『国がそんな悪い事するわけがない』目が点になりました……。ワクチンは打つがイベルメクチンが飲みたくないと言われました。とても悲しくショックでした。この現実を受け入れられません。きっと3年以内に家族が死ぬと思うとやり切れません。熱心に説得すればするほど、イベルメクチンが信用できないなどと能書きをこき始める家族に失望と絶望しかありません。自分だけ生き続けることが正しいのか疑ってしまいます。とても残念です。せっかくロックフェラーが死んで最後の悪あがきってとこまできたのに……残念です。投稿：tom」

こんな投稿を頂いた。お気持ちはよくわかる。こういう経験をした人がものすごく多い。情報弱者はあくまで情報弱者。どうにも、世間知らずで、箸にも棒にもかからない。説得するだけ無駄かもしれない。説得する方が疲れてしまう。どう説いても、動かない。自分が痛い目にあって、周りが騒がしくなって、はじめて、この種の人たちは「少し」気づく。「イベルメクチンを持つだけ持っていてくれ。飲まなくていいから」と託してみよう。ワクチン接種者は、高齢者の方がスパイクタンパクの産生が遅いので副反応が出にくいかもしれない。英国で2番目に接種した高齢者が死んだのは6カ月後だった。

それでも、次第に血栓が体中にできてくる。具合が悪い。そんなときにイベルメクチンを飲むように勧めてみていただきたい。どうやら、ワクチン接種者にもイベルメクチンは効果があるようなのだ。スパイクタンパクの「増産」を止めてくれる機能もあるということだ。医者にもらった薬に何の効果もなかったあなたの親族は、イベルメクチンの効果を自ら体験して、心を入れ替えると思う。そこから「気づき」が始まる。それでもどうやら間に合いそうだから。

「トシリズマブ」も有効か

2021年6月24日、米国FDAは、日本のリウマチ治療薬であるトシリズマブ（商品名：アクテムラ）のCOVID－19の治療への緊急使用許可を出した。

この大阪大学岸本教授と中外製薬の共同開発した薬には、我々も2020年の3月の時点で、注目していた。サイトカインストーム肺炎を発症してしまった患者は、アビガンだけでは救えない。トシリズマブと併用すれば救命できると考えたのだ。だが、日本政府も厚労省も、全然、動かない。中外の臨床治験もなかなか進まないように見える。

[参考記事] 日本の関節リウマチ治療薬「アクテムラ」米 コロナで緊急許可 2021年6月25日
https://www3.nhk.or.jp/news/html/20210625/k10013103421000.html?fbclid=IwAR3-BOtU5OR0Jjxx-p4Fp0ZiWJa9CqHHH5YQefiyDUu40je3njlmr4GafpQ

ＦＤＡの緊急使用許可で、トシリズマブは、日本を含めて世界各国で広範に使われるようになるだろう。酸素吸入、ＥＣＭＯを使用している患者に投与するとして、死亡リスクが減る、入院期間が短くなると認めている。もし、世界にトシリズマブが十分な量、供給されるならば、ＩＣＵの患者、ＥＣＭＯ使用中の患者には大きな助けとなる。世界中の重症病棟の負担も軽減される。恐らく、トシリズマブを使用する病院では、ＣＯＶＩＤ－19の死亡率が著しく減るであろう。

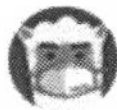

Alzhacker @Alzhacker · 6月21日

amgreatness.com/2021/06/20/why...

イベルメクチンで成功したインドのニュースはなぜ抑えられたのか？

実験的な遺伝子治療ワクチンを使わなくても、ウイルスを撃退できるという点で、インドがあまりにも優れたケーススタディだったからだろう。必要なのは**イベルメクチン**という安価で安全な広く使われている薬だ

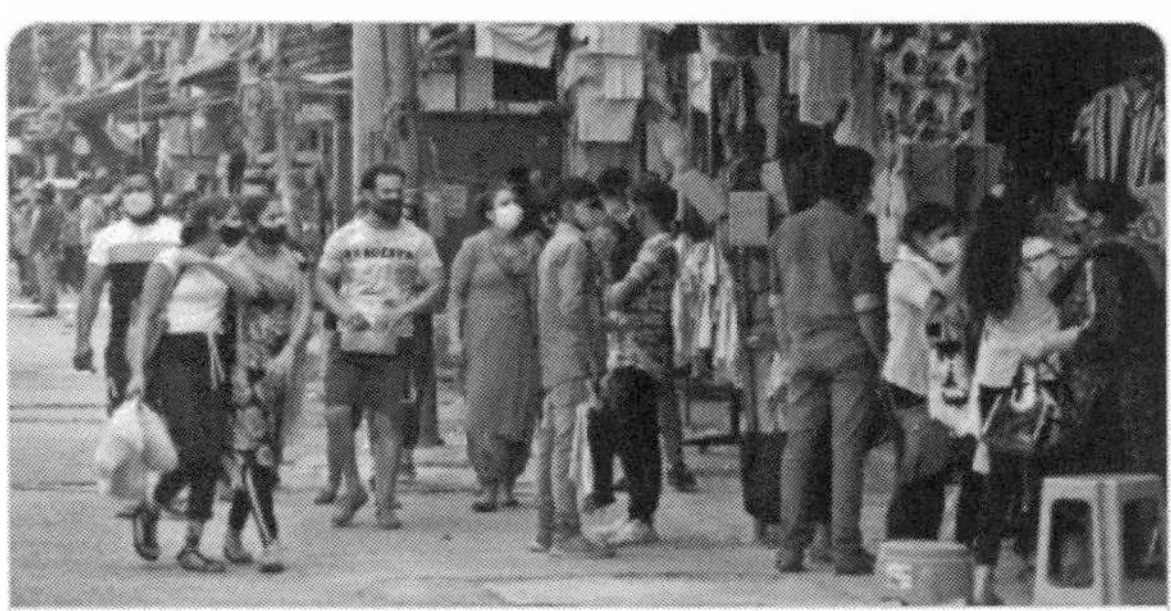

Why Was News of India's Success With Ivermectin Suppressed? › Amer...

The April COVID surge in India is an interesting microcosm of what went wrong in this pandemic—and what went right. As cases and deaths ...

amgreatness.com

アビガン処方量増量・適正化で「てきめんの治療効果が上がる」ことをロシアが発見！

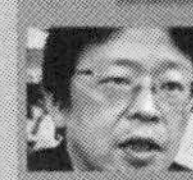

●安倍政権・御用学者が勝手に決めた現行・標準処方量は、1日目3600mg（1800mg×2回）、2日目以降1600mg（800mg×2回）だが、開発者・製造メーカーの示す適正量の半分以下。●安倍一味は、故意にアビガン投与量を減らして、アビガンの効能を発揮させないよう、国の内外で画策。

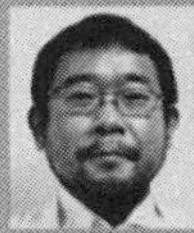

●だが、ロシアが、日本政府推奨の「投与量」では足りないことを発見した。独自に700人を超える3回の臨床試験を実施し、増量による効果を追認した。●ロシアでは、数万人のコロナ患者が、アビファビル＝ロシア版アビガンで治療を受けており、同様の結果が出ている。つまり、「アビガン増量投与」が普及したおかげもあり、ロシアでの新型コロナ死者の数は、欧州各国に比べて極端に低い。アビガンが重症化を防いでいる。●日本では、「アビガン隠蔽部隊」の大曲某と忽那某が中心になり、意図的な「アビガン低用量投与」で「効果なし」のレッテルを貼ろうと暗躍中。忽那は「F医大の試験結果では治療効果は示されなかった」「海外で、今後有効性が示される可能性は一応残っている。」と完全にアビガン抹殺モードに。●ロシアは、独自の高投与量ベースで、希望する30か国にアビファビルを供給する。日本のアビガン抹殺部隊に勝ち目はない！新型コロナ患者・医療従事者にアビガン特効薬を今すぐ！　検索：リチャード・コシミズ

だが、トシリズマブは、アビガンやイベルメクチンの代わりにはならない。ワクチンの地位を脅かす要素がなかったから、ＦＤＡも許可を出したのだろう。いずれにせよ、日本は「コロナ史」に大きな業績を残した。

3. イベルメクチンは、最後にやってきた救世主

すべては「大人の事情」＝「ビル・ゲイツの都合」で封印

東京都医師会の尾﨑会長は、イベルメクチンの認可を強く求めている。何度も、国に要求をしている。だが、国は無視するばかりだ。東京医師会のトップという重要人物が、イベルメクチンの効果を認めて、使えるようにしてほしいと訴えている。それでも、菅一味は動かなかった。誰もが不思議に思う。『週刊新潮』も、なぜ、イベルメクチンを使わないのかと、紙面で煽(あお)る。

２０２１年7月2日付のデイリー新潮の記事、「死亡者が劇的に減少」は、イベルメクチンのメリットを伝えている。長文なので、ポイントを伝える。

●イベルメクチン投与で、新型コロナのすべての段階を予防・治療できる。

●イベルメクチンが広く配られると、10日以内に感染者と死亡者が劇的に減少する。メキシコ、

インド、ペルー、ブラジルなどで実績あり。

●FLCCは、日本政府に東京五輪の感染対策にイベルメクチンを使うように書簡を送ったが、オリパラ事務局は放置した。

●FLCCによると、感染後1週間以内の軽症時に服用すれば、76%、中等症以降でも46%の有効性。死亡率は70%改善。予防効果は85%。

●インドでは、同国出身のWHO幹部がイベルメクチンを使うなと情報発信をして、それに従った州で感染者と死者が激増した。彼女は、弁護士会から警告を受けている。

●ワクチンは変異ウイルスに対して効果が低下する可能性があるが、イベルメクチンは効いている。

米国の医師の団体、FLCCは、全力でイベルメクチンを推している。FLCCのトップのコリー博士は、米上院委員会で証言している。イベルメクチンの採用で、もはや、死人をみないで済むと。軽症者が重症化するのを防ぎ、重症者の回復を助けると証言している「イベルメクチンが事実上COVID－19に対する『奇跡の薬』である」と証言したのだ。我々は、奇跡の薬を手にしたのだ。だが、日本政府はそれを握りつぶそうとしているのだ。

国会でも、野党議員が、イベルメクチンを使えないのかと質問する。菅一味はのらりくらりと逃げとおした。菅にも河野にも田村にも、選択肢がない。ご主人様であるビル・ゲイツ大王の命令で殺人ワクチンを打つために、総理大臣や大臣にしてもらったのである。

すべては、大人の事情である。すべては、ビル・ゲイツさんのご都合なのである。エプスタイン島でとんでもない蛮行をやっていたことがばれるのが怖くて、殺人ワクチンで世の中を麻痺させてしまおうとしているのだ。こんな体たらくで、毎日何十人もの患者が死んでいくのを許してよいのだろうか？

つい、2日ほど前、インドネシアがイベルメクチンを承認した。そして、フィリッピンもイベルメクチンの緊急使用を認めるとの速報が入っている。ドゥテルテ大統領は、イベルメクチンがあれば、殺人ワクチンなどいらないと、早く気づいてほしい。さて、今までに承認した国・地域は……。

北マケドニア・ベリーズ・インド北部のウッタルプラデーシュ州・パラグアイのアルトパラナ州・メキシコ、チアパス州・ペルーの8つの州保健省・ペルー、リマ多くの診療所、これらの地域では、イベルメクチンがコロナを駆逐する。その結果を見た国々が、次々とイベルメクチンを採用していく。アフリカも、イベルメクチンだけでコロナに対処する。ビル・ゲイツや大富豪たちの影響力の弱い国から、イベルメクチンが広がっていく。気が付くと、採用していないのはG7だけになる。

ワクチンを使う国は、ますます、変異株を生み出し、泥沼にはまっていく。ビル・ゲイツのできることは、自分の仲間のG7を疲弊させることだけ。これでは、テロ仲間の大富豪たちも納得しないであろう。

副作用らしきものは何もなし

すでに、イベルメクチンによる「ビル・ゲイツ及び大富豪駆除作戦」は始まっているのかもしれない。イベルメクチンの浸透が止められないならば、殺人ワクチン接種は、早晩、頓挫(とんざ)する。それを感じ取った変態セレブの皆さんが浮足立っている。動揺しているのだろうか。

我々は、アビガンで培った個人輸入のノウハウを駆使して、すぐさま、インドからのイベルメクチン輸入を始めた。皆の手元に届き始めた。私、RKも、予防用なら何年分かに相当する量を輸入した。3週間ほどで、そして、2錠ほど飲んでみた。

イベルメクチンを予防的に、月に1、2回飲んでおけば、ほぼ100%、新型コロナウイルスには感染しない。副作用らしきものは何もない。間違えて一度に1箱飲んでしまった人もいるらしいが、何ともない。あまり推奨はしないが。

1回に飲む量は、体重1キロ当たり、0・2㎎ということなので、RKの場合、12㎎錠剤を1・5錠と言ったところだ。これを鼻歌交じりに飲むだけで、コロナは怖くもなんともない。副反応はない。不正出血も脳出血も心不全も失明もない、全くない。

ワクチン接種者の体から出るスパイクタンパクも、イベルメクチン予防投与で、跳ね返すことができるようだ。これで、満員電車も怖くない。医療・介護現場で働く人も、週1回、イベルメクチン12㎎1錠を飲めば事足りるという意見もある（年1回でいいという話もある。今後、解明されてくるであろう）。

スパイクタンパクを止めて、ワクチン接種者にも希望あり！

万が一、新型コロナの変異株に感染してしまったら？　イベルメクチンにとって、変異株であるかどうかは、最初から関係ない。「新型コロナウイルスおよびその他」すべてに効果がある。感染者が飲む量は、予防用よりは少し多い。だが、早期に飲めば、大事に至ることなく、回復する。

実は、重症化した後も、回復に使える。つい数日前にＦＤＡが緊急使用許可を出したトシリ

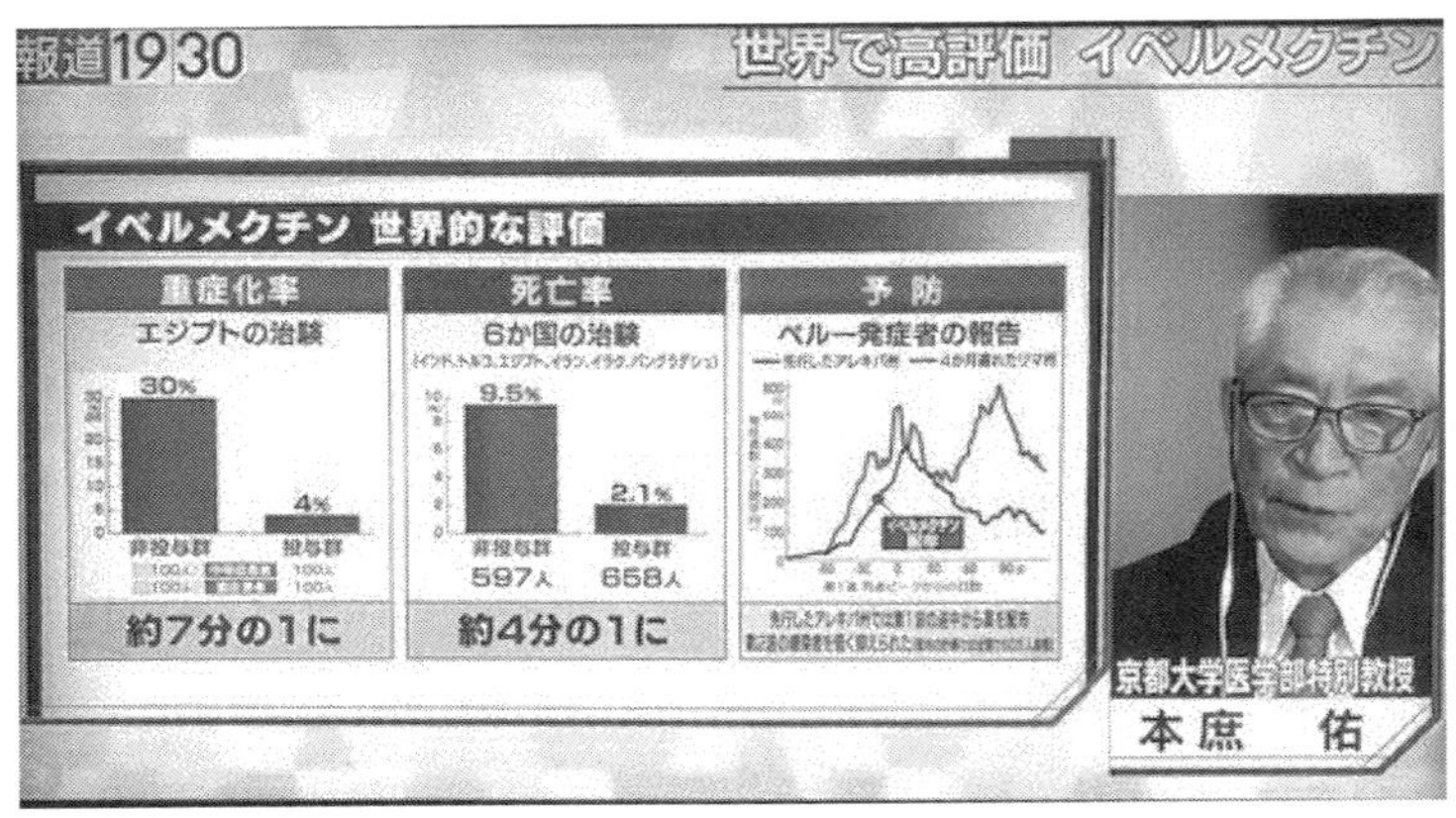

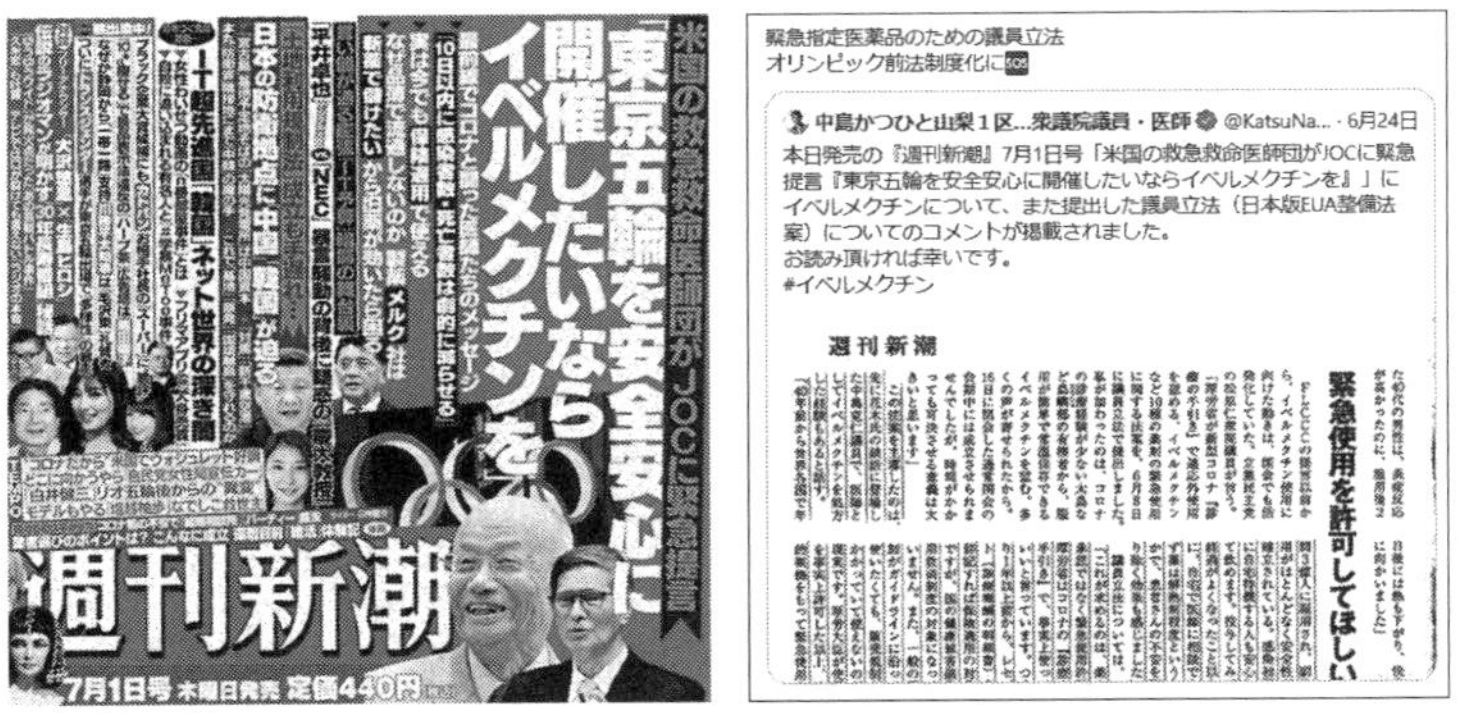

緊急指定医薬品のための議員立法
オリンピック前法制度化に

中島かつひと山梨１区…衆議院議員・医師 @KatsuNa... · 6月24日
本日発売の『週刊新潮』7月1日号「米国の救急救命医師団がJOCに緊急提言『東京五輪を安全安心に開催したいならイベルメクチンを』」にイベルメクチンについて、また提出した議員立法（日本版EUA整備法案）についてのコメントが掲載されました。
お読み頂ければ幸いです。
#イベルメクチン

週刊新潮

緊急使用を許可してほしい

イベルメクチンへの期待は高まるばかり

ズマブを併用すれば、肺炎への移行を防げる。死者はほとんどでない。

だが、ワクチンを打ってしまって、副反応に苦しんでいる場合、イベルメクチンは救いになるのだろうか？　イベルメクチンは、スパイクタンパクが細胞のＡＣＥ２に結合するのを阻止してくれる。その機序から言うと、効果はありそうだ。

「殺人ワクチンを打ってしまったら、人生終わり」という不文律は、イベルメクチンによって、覆されるかもしれない。スパイクタンパクが増えなければ、回復できるのか？　快方に向かっている人の話が入ってくる。イベルメクチンとは、死病のワクチン接種者まで救ってしまう「奇跡の薬」なのか！

実際、ワクチンの後遺症で苦しむ人が、次々と、イベルメクチンを自己責任で、試験的に飲んでいる。接種後、体がしびれだして１週間の高齢の女性。スパイクタンパクが脳で悪さをしているのであろう。イベルメクチン１錠12㎎を、今日２錠、明日２錠飲んだら、改善するだろうか？　大村先生は、ＣＯＶＩＤ－19患者に投与してみて、「あっというまに治った」と仰っている。今、一番困っている、ワクチン接種済みで「本」反応に苦しむ人にも、イベルメクチンの福音が訪れることを期待してやまない。

政府は国民を殺したいのか？

不正出血や蕁麻疹や酷い頭痛で苦しむ接種者たちが、イベルメクチン服用で救われるならば、イベルメクチンの効用はあっという間に社会の隅々に知られるところとなる。

「ねー、ワクチンの後遺症が酷くってさー、不正出血が止まらなかったのよー」

「え、私もなのよー。会社の接種だからいやいや打っちゃったけど、出血はするし、頭は割れるように痛いし。クリニックへ行ったけど、鎮痛剤しかくれないし」

「それでね、ネットで奇跡の薬がある！　なんていうのを見つけたんだけど。彼氏に聞いたら、それ、個人輸入したのを持ってるって。で、すぐに2錠だけもらって飲んだのよー。それで、びっくり。次の朝、症状、全部消えてた！」

「わ、私も欲しいわ！」

こんな感じで、口コミで、イベルメクチンが広がっていく。ネットも、イベルメクチン一色になる。ワクチン接種後のつらい症状に苦しんでいる1000万人が、イベルメクチンに殺到する。誰もが、いかにして、イベルメクチンを手に入れるか、血眼（ちまなこ）になる。ワクチンの2次、3次接種など、誰も行かない。ワクチンの閑古鳥会場は、閑古鳥すらいなくなる。

「なんで、政府はイベルメクチンを解禁しないわけ？　国民を殺したいの？」

はい、その通りです。

人類にとっての福音が日本から始まった

自公政権の背後にいる、朝鮮半島由来のカルト宗教は、このコロナ禍を利用して、秀吉の朝鮮出兵・明治の日韓併合以来の日本に対する積年の恨みを晴らそうとしていると見て、間違いない。

そういった動きに、日本社会に歴史的なうらみを持つ、別のマイノリティー勢力が、合流していると見る。彼らの傀儡（かいらい）宗教、「K福のカガク」が、コロナテロの中心にいるようだ。長い間の日本社会における「差別」への復讐（ふくしゅう）行為なのか？

日本は、大村先生のイベルメクチン、白木先生のアビガン、大阪大学岸本教授＋中外製薬のトシリズマブ（アクテムラ）を生んだ奇跡の国である。日本のおかげで、世界はコロナ禍、つまり、ＤＳによる対人類攻撃を撥（は）ね返して、平和と安心を取り戻すことになる。世界は、大いに日本の貢献を讃える。感謝する。そして、何よりも、日本の特効薬が世界に受け入れられることで、ワクチンが主役の座を明け渡す。人類にとって、最大の福音である。もっとも、この時点でかなりの犠牲は発生しているだろうが。

数多の国民を死に追いやったことで、自公政権は、国民から恨まれ憎まれる。支持率はほぼゼロに落ちる。不正選挙ができないほど、支持を失う。選挙に大敗する。（ちなみに、ヒラリー・クリントンは、不正選挙で勝つ予定だったが、トランプ氏があまりに多く得票したので、不正ができず、ひっくり返ってしまった）。

米国と同じことが日本でも起きる。結果、政権交代となり、自公の旧悪が暴かれる。マスコミは手のひらを返したように、自公の旧悪追及に邁進する。米欧でも同時進行で、DSが失権していく。保険金殺人組織が暴かれ、死刑囚が山ほど誕生する。日本の中の北朝鮮組織が発覚し、北朝鮮は日本から搾取できなくなる。金王朝の封建体制が半年で崩壊する。コロナを契機に、こんな大変革が起きると信じる。

終章

イベルメクチンが裏社会を駆逐する

裏社会で〝ゲイツ離れ〟が進行中

ワクチンテロリストの首謀者、ビル・ゲイツの周囲に異変が起きている。

まずは、長年連れ添ってきた夫人のメリンダ・ゲイツとの離婚が発表された。ビル・ゲイツと少女性愛問題の主、ジェフリー・エプスタインの交友関係をメリンダが嫌ったとも報じられた。世界有数の投資家で、ビル&メリンダ・ゲイツ財団の大株主であったウォーレン・バフェットが資金を引き揚げた。米国のコロナ行政の頭目で、ゲイツのワクチン事業にも関与していたアンソニー・ファウチが、武漢ウイルス研究所との不透明な関係を探られ、立場を悪くした。

日本の天皇が、五輪中止の意見を宮内庁長官を通じて公表した。五輪の推進役を担っているゲイツには良いニュースではない。ゲイツの盟友の1人である河野太郎ワクチン担当大臣（当時）が、ワクチン副反応をめぐる強硬な発言で、非難される。「ワクチンで不妊症になるというのはデマだ」と河野は言い切った。以後、河野はデマ太郎と呼ばれている。

東京五輪は開催すべきでないというのが、国民の認識だった。だが、当時の菅首相は、周囲の諫言（かんげん）に耳を貸さず、強行開催した。ほとんど、観客を入れることなく、選手と関係者だけで試合は行われた。期間中に変異株の感染者が選手や関係者の間で発生した。

ストロメクトール錠3mg
STROMECTOL Tab.3mg

COVID-19患者担当のドクター、イベルメクチンを治療に使えると知っていますか？厚労省は「適応外使用」を認めているが、故意に「公示」していないため利用されていない。イベルメクチンで、インド・ペルーなどの患者が「生還」インドの「インド株」パンデミックも抑え込んだ。有効で安全で安価な薬。アビガン同様に「封印」して「ワクチン接種」に誘導している。心あるドクターよ、即刻、イベルメクチンを採用せよ！誰にも邪魔はできないはず！ワクチンなどいらない！患者諸君、発病したら即座にイベルメクチンを処方するよう、ドクターに談判を！自宅療養でも「可」の筈。

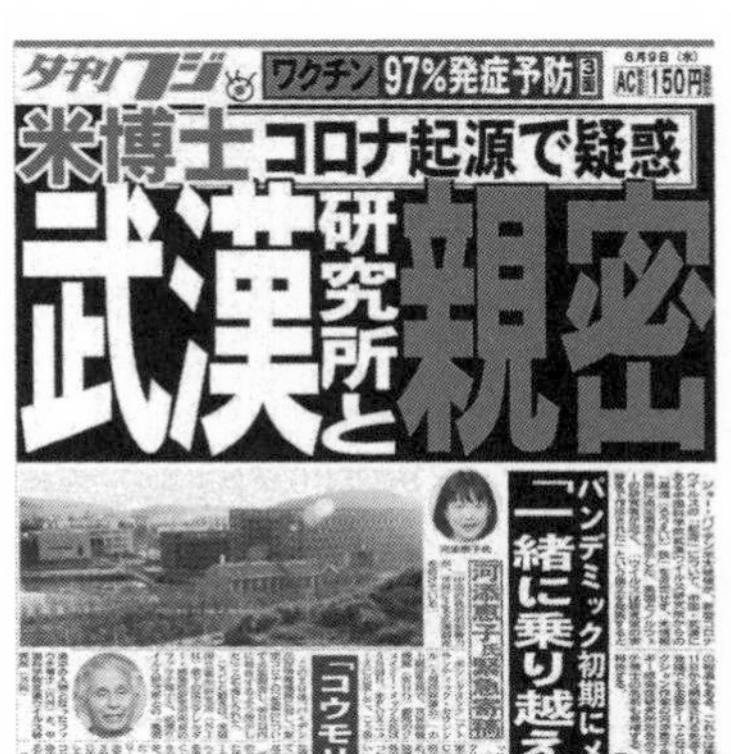
夕刊フジ
ワクチン 97%発症予防
6月9日(水)
150円
米博士 コロナ起源で疑惑
武漢研究所と親密
パンデミック初期にメール
「一緒に乗り越える」
「コウモリ研究」

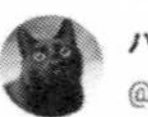
ハンコウ　リン2
@mitsuemon666

google.de/maps/place/Bil...
ゲル・ビイツを逮捕しろ！

ロンドンのゲル&ビリンダ・メイツ財団本部前に集まった群衆！

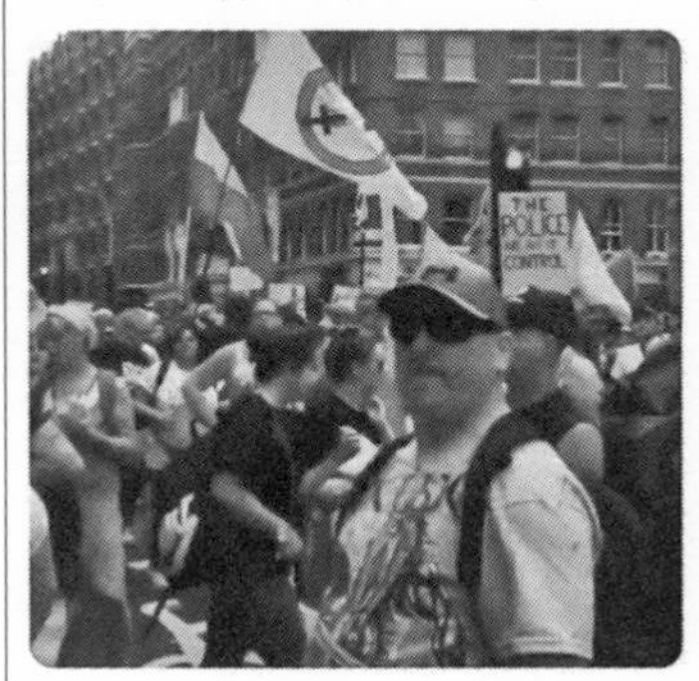

東京五輪の前後の感染者増に呼応して、我々は、イベルメクチンキャンペーンを繰り広げた。私ＲＫは、最寄りの保健所から呼び出しを受けて、イベルメクチンを他人に譲り渡す行為が、薬機法に抵触すると指摘された。海外の薬品を本人や家族、知人のために少量輸入することは許されているはずだ。我々のやってきたことは、まさしく、そういった許されている行為であった。

だが、保健所も、外部からクレームが入れば対応せざるを得ない。「匿名の人物」からの通報で動いていたのだ。結果、このキャンペーンは「無償提供」を止め「貸与」とした。落ち着いたら提供した分は返してもらうことにした。

そして、私のキャンペーン手法に共鳴した人たちが、同様のキャンペーンを開始した。ご自分でサイトを立ち上げ、イベルメクチンの貸与を希望する人を募った。無数の希望者から反応があったようだ。３錠〜６錠程度を受け取った人たちは、すぐさま服用し、イベルメクチンの劇的な「治療能力」に驚愕し感激して経過報告をしてきた。

感染して自宅療養中だった人。感染後、後遺症に苦しむ人。ワクチン接種の前に、イベルメクチンを服用して副反応を防ぎたい人。ワクチンを接種してしまって、副反応に苦しむ人。周囲がワクチン接種をしてしまい、ワクチン・シェディングで苦しむ人。ワクチンを打たないで、イベルメクチンでコロナ感染を予防したい人。これだけの「異なる目的」の人たちがイベルメクチンに救いを求め、原則的に誰もが救われた。この結果を受け取って、私、ＲＫは確信した。イベルメクチンは、神がもたらした神仙薬だと。

多くの受益者は、自らも、１００錠、２００錠のイベルメクチンを個人輸入した。恐らく、大半の人にはインドから薬が届いているであろう。この人たちには、自分も個人輸入して、周囲の困っている人たちに配ってほしいとお願いしている。

さて、どれだけ、イベルメクチンは日本社会に普及したであろうか？　イベルメクチンは非常に効率の良い薬である。一度投与すると、長い間、予防効果が継続する。もしかしたら、１錠投与すると1年間、感染を予防できるかもしれない。しかも、ウイルスが変異しても効果は変わらない。１００錠あれば１００人が感染を免れることになるのか？

イベルメクチンが手元にあれば、誰もが深い安心感を覚える。これさえあれば、コロナを心配しないで済む。怖い怖いワクチンを打つ必要もない。夜、ぐっすり眠れる。精神的な救いにもなっているのだ。

裏社会の権力失墜が日本でも起きている⁉

日本人を標的にした生物兵器テロを実施した安倍・菅政権は去った。代わりに首相になった岸田文雄氏は、安倍・菅の人脈の政治家を、自分の内閣からほぼ排除した。経産大臣の萩生田など一部例外はあるが。

ワクチン大虐殺を主導した3人の大臣、田村厚労大臣・河野ワクチン担当大臣・西村コロナ担当大臣が3人とも退任した。特に、強硬派で傲慢（ごうまん）極まりない河野太郎が、ワクチン大臣を外れたことは、喜ばしい。これで、ワクチンパスポートを強行する輩（やから）はいなくなった。代わりに、衆院厚生労働委員長・自民党新型コロナ対策本部座長をやってきた、実務派の後藤茂之を厚労大臣に据えた。普通に東大法卒だ。最近の内閣では珍しい高学歴だ。

西村の後任は、山際大志郎だ。経済産業副大臣から昇格した。獣医の免許を持つ。ワクチン担当大臣の堀内詔子（ほりうちのりこ）は、環境副大臣や内閣府副大臣を歴任している。先祖に首相経験者が複数いる。夫は、富士急の社長だ。この毛並みの良い深窓の令嬢が、河野太郎のような蛮行を進めようとするとは考えにくい。

過去20年間のT一教会直営政治とは一線を画した、岸田文雄の宏池会（こうちかい）本流の政治が行われると期待してはいけないのだろうか？　日本の首相の背後に朝鮮半島の邪教、そのさらに背後にロックフェラー一族の「悪意」が隠れているという最悪の構造から脱却できたと思ってはいけないのか？

過去に、裏社会が一気に失権した事件が2つあった。ロシアで、エリツィンが退任し、ウラジミール・プーチンが大統領に就任した。プーチンは、エリツィンに過去の犯罪の免罪符を与えた見返りに、権力を禅譲させた。そして、就任してすぐに、ユダヤ財閥、オリガルヒをロシアから追い出した。プーチン大統領は、ソ連建国以来、少数のユダヤ人に寡頭支配されてきたロシアをロシア人の手に取り戻したのだ。

トランプ大統領が、2016年、米国大統領に選出されたのも、DS裏社会にとっては「大誤算」であった、いつもの通り、大規模な不正選挙で、ヒラリー・クリントンが勝つはずだった。DS裏社会の経営する大手メディアも、ヒラリー当選で間違いないと、前日まで報じていた。

だが、夜が明けてみると、DSの面々は愕然とした。ヒラリーの得票があまりに少なすぎた。全体の8％の得票では、いくらなんでも不正当選は無理だ。裏社会は、諦（あきら）めてトランプの勝利を認めたのだ（その4年後の選挙では、もちろん、万全の不正選挙態勢で臨み、ジョー・バイデンを偽大統領に就任させた。もっとも、裁判が進むにつれて、不正が暴かれつつあるが）。ロシアや米国で起こったDS裏社会の失墜が、日本でも起きたのではないかと、淡い期待を抱いている。コロナ・ワクチン行政にも、岸田内閣が変化をもたらすことを期待する。

日本でもイベルメクチンが普及して感染者が減った？

コロナ第5波は、急速な感染者の減少で沈静化を見せている。緊急事態宣言も9月いっぱいで終了した。世の中は「終息」ムードでいっぱいだが、「自民党が衆院選で有利になるように、PCR検査を極端に減らして感染者数を抑制している」と見る向きもある。ただ、全体的に見ると、感染者が減っているのは間違いないようだ。

そして、感染者減少の理由がはっきりしない。政府は、ワクチン接種が進んだからにしたいようだが、それにしては、減少が速すぎる。8月22日に、日本の感染者数はピークを迎えた。1日で2万6121人の感染者を数えた。その時点での完全接種率は、41・1％だった、それが、10月10日には553人まで激減した。その理由を、ワクチン接種が進んだからとしてしまえば、さらにワクチン接種を進める口実となる。だが、思わぬ方向から、思わぬ意見が飛び出してくる。外電の一部で「日本では8月19日から医療機関がイベルメクチンの処方を始めた。

その結果、8月22日のピーク以降、感染者の数は、急激に減少している」というのだ。ソースははっきりしない。東京都医師会がイベルメクチンをコロナ治療に推奨すると宣言したことを言っているのか？　それが、日本政府がイベルメクチンを推奨したと海外に伝わった節がある。

イベルメクチンは日本でも密(ひそ)かに普及していたか

さて、実際のところ、イベルメクチンはどのくらい、日本に入ってきているのか？　どうやら今年の3月以来、おおよそ700万錠が入っていることは間違いないようだ。もっと多いかもしれない。1000万錠単位かもしれない。今、新型コロナに感染した人は、あまり、保健所のお世話にならない。自分で、「コロナに感染したかな？」と思ったら、自分や知人から融通されたイベルメクチンを1錠飲んでしまう。1晩寝ると、平熱になるので、コロナだったかわからないまま、病気から離脱してしまう。PCR検査も受けないままだ。

イベルメクチンを手に入れた人は、予防のために1錠だけ服用する。自分の周囲の家族や知人にも、自分の持っているイベルメクチンを譲り渡すので、周囲の5、6人も予防投与される。結果、このグループは1人も感染しないことになる。3月以降、日本に入った推定700万錠は、コロナ感染を心配されるハイリスクグループに属する医療・介護関係者の手元にも届いた。

彼らは、イベルメクチン1錠で感染を回避した。つまり、病院や介護施設のクラスター感染がイベルメクチンによって防がれたのではないのか？

過去最悪の8月22日の2万6121人の感染者数から、50日足らずで、553人まで減りに減った。そんな実例をほかでも見たことがある。インドのデリーやペルーのコロナ患者数も、劇的に減少してほとんどゼロになっている。それらのケースの場合、原因ははっきりしている。イベルメクチンの医療現場での採用である。インドでは紆余曲折があって、イベルメクチンの使用が禁止されたりした。政府が汚職まみれで、幹部が、ビル・ゲイツの組織から買収されているからであろう。結果、庶民たちは、市中からイベルメクチンを手に入れて、治療や予防に使った。結果、国がいくらイベルメクチンを妨害しても、イベルメクチンは流通して、患者の発生を根絶やしにした。

日本でも同じことが起きているのではないのか？　政府も、イベルメクチンの製造者であるメルク社も、イベルメクチンを医療機関に提供しなかった。結果、我々が、個人輸入でインドからジェネリックを大量に調達した。我々の計画に共鳴した無数の人たちも、インドからの個人輸入に励んだ。結果、短い間に日本に大量のイベルメクチンが入ってきた。そのイベルメクチンがハイリスク集団を中心に行き渡り、コロナ変異株がさらに勢力を拡大する前に「消火」

してしまったのではないか？

ウイルスを増やさないから、ウイルスの総量が増えない。だから、感染する機会が激減した。こんな推論が事実かどうかわからない。だが、日本という社会にイベルメクチンが「充満」しつつあるのは確かなようだ。

「イベルメクチン・シェディング」もありえるかも

そこで、一つの突拍子もない推論をここで掲げておこう。ペルーやインドなど、諸外国の先例を見ると、イベルメクチンの導入後の感染者の減少速度がいくらなんでも速すぎる。1カ月足らずで、世界最悪だったインドの毎日の感染者数が、4分の1以下に激減している。速すぎる。そんなに急速にイベルメクチンが普及したとは思えない。日本の速度も同様に速すぎる。

イベルメクチンと同じ、マクロライド系抗生物質が、経口で他人に曝露(ばくろ)して、パーキンソン病が発症するといった研究がなされているようだ。つまり、ワクチン・シェディングではなく、イベルメクチン・シェディングが起きている？　感染予防にイベルメクチンを服用した人の呼気から、イベルメクチンが漏れ出し、第三者の体に入ることで、感染予防効果が広がっている？　電車内や職場、学校、飲食店でイベルメクチンの拡散が行われている。

だが、そんな微量の曝露で、予防効果があるのか？　イベルメクチンは、不思議な薬である。実験室の環境下（In Vitro）では、あまり、コロナウイルスに対する「抗ウイルス効果」は高くない。ところが、実際に臨床に使ってみると威力を発揮する。アフリカでは、オンコセルカ病の予防目的に年に1錠投与するだけで、オンコセルカ病どころか、新型コロナまで予防できてしまう。

いまだ解明されていない特殊な能力がイベルメクチンにはあるようだ。例えば、体内で、イベルメクチン自身が増殖するといった。もっとも、この話は、現段階では「妄想」の域を出ない。話半分で聞いておいていただこう。

変異株にもADEにもおびえずに済む

いずれにせよ、これで終わりではない。第6波はおそらくやってくる。しかも、前年までとは異なる条件がある。国民の8割近くがワクチン接種を2回終わっているという条件だ（2021年11月12日現在1回目78・2%、2回目74・7%が接種済）。裏社会はパンデミックを終わらせたくない。だから、とっておきのたちの悪い変異株を用意しているかもしれない。

ＡＤＥ発症の条件がそろったワクチン接種者が人口の８割弱いる。気温が下がるにつれ血栓症患者が「発病」する。２０２１年年末～２０２２年年初にかけて、コロナ変異株のＡＤＥ発症者とワクチン副反応患者がともに激増する。

病院は役に立たない。ワクチンは打てば打つほど感染者が増える。どうにも、救いがない。そんな状況下で、イベルメクチンで自己防衛している人たちだけが、無傷でいられる。周りが皆、変異株感染やワクチン副反応を恐れているのに、彼らだけが暢気(のんき)に構えている。ワクチンを打ってもいないのに、感染を恐れる気配もない。

そして、彼らがイベルメクチンによって守られていると多くが知るようになる。イベルメクチンを分けて貰った人たちが、コロナ禍とワクチン禍から逃れる。当然、誰もが、イベルメクチンを求めて殺到する。大量注文のメールがインドに送られる。インドからの入荷は遅れに遅れ、いつになるかわからない。

第６波は、毒性の強い変異株が主役だろう。感染者の重症化が顕著になる。皆、感染を恐れてパニックになる。それに、ワクチンの影響で、さまざまな症状が出る。仕事に行けない。会社で３人、脳梗塞で倒れた……といった深刻な事態が社会全体を覆う。

裏社会が仕組んだバイオテロを粉砕する

犠牲者が出るのは避けられない。イベルメクチンやアビガンと遭遇することができなかった人たち、遭遇するのが遅くなった人たちは、命を守ることができないかもしれない。残念だが。だが、人類は、イベルメクチンとアビガンで、ＤＳ裏社会が仕組んだ生物兵器テロを粉砕する。殺人ワクチンを強制した人たちは、糾弾される。ＤＳ裏社会の過去の犯罪行為が暴かれる。９１１もオウムも３１１も。３００年の間、ＤＳ裏社会にいいように弄ばれてきた人類は、コロナ戦争で大きな犠牲を払いながら、覚醒し、地球と人類の歴史を一から作り直す作業に取り掛かる。

人口を削減しなくても、地球温暖化や食糧、エネルギー、環境問題を解決できるよう、知恵を集める。一握りの集団がすべての富の大半を独占する悪しき「構造」は解体される。この地球という惑星を「道徳と経済」を両立させることで、再生させる。日本人にしかできない仕事だ。

国家の価値は、物をたくさん作って売りさばけるとか、金儲けがうまくて富を独占しただとか、そんなことで決まるものではない。小さくても、少子高齢化が進んでいても構わない。地球と人類に貢献できる国が、本当に価値のある国である。それは日本しかありえない。その本当の価値を、目の前にそびえる中国というウドの大木国家、そして、没落したことを認めずに、いつまでも暴れている米国に教えて差し上げたい。真の国家の実力とは、金で勘定できるものではないのだ。

正義に立脚した人類社会を日本がリードしていく！

コロナ禍のおかげで、日本は、世界のリーダーに返り咲く。異常な寡頭独占者が排除された世界では、「渋沢栄一思想」を受け継ぐ日本人が、「道徳経済合一（ごういつ）主義」に基づいて、正義に立脚した人類社会を構築するのだ。日本は、DS亡き後の国際社会を正しいベクトルに誘導する。

渋沢先生は道徳を重んずるという、青臭い、きれいごとを金科玉条にした。その青臭い、きれいごとのおかげで、先生は世界に冠たる有力企業500社を遺（のこ）された。渋沢先生がいなければ、近代日本はない。きれいごとで、これだけの偉業を遺せるなら、きれいごと、万々歳である。日本は、道徳で再興する。世界にそれが最善の策であると教えるために。

コロナ禍をイベルメクチンとアビガンの力を借りて克服したのち、我々日本人が世界を牽引（けんいん）

して、正義と道徳と誠意に立脚した世界を実現する。その仕事をやり遂げるため、私、RKは先頭に立って、激走します。数多の同志が、イベルメクチンによる人類救済を夢見て、ともに戦っている。人類史に残る偉業に、まなじりを決して携わってくれている！

渋沢栄一先生、我々の決死の戦いを、天空より見守っていてください！　先生の理想は、我々が実現します。

２０２１年10月11日　リチャード・コシミズ

巻末付録　イベルメクチンの使用方法、入手方法など

イベルメクチンは、どのくらい投与したらいいのか？

ＦＬＣＣＣ（２０２０年3月に救命救急専門医たちが結成した、感染を防ぐ治療プロトコルを開発する非営利団体。Front Line COVID-19 Critical Care Alliance）が示している「目安」は、

①感染予防：週1回、体重1kg当たり０・２mg。疾病リスクの高いところでは週2回投与。
②ＣＯＶＩＤ－19暴露後の予防治療：1回目０・２mg／kg＋48時間後2回目。
③感染初期：０・４〜０・６mg／kgを1日1回×5日間または回復するまで。

となっています（暫時、ＦＬＣＣＣによる改訂あり）。

実際に手に入る製剤は12mg錠剤がほとんど。よって、体重60kgならば０・２mg／kg×60kg＝

12㎎となります。
ただし、あまり厳密な管理は必要ない模様で、正確な調剤をあまり気にする必要はないかもしれません。飲みすぎて死んだという話も聞いたことがありません。感染した場合も、初期でも8日目でも「1錠を1日～3日飲んだら平熱になった」といった経緯がほとんどでした。

予防には、週1錠というのが基本のようですが、アフリカの例でわかるように、もしかしたら年に1回1錠飲めば効果があるのかもしれないのです。微生物から作られた抗生物質には未解明な部分が大きい。今後、明らかにされていくでしょう。

ワクチン接種前・接種後のイベルメクチン投与については、世界のどこを探してもデータがないのですが、我々の知る限りでは、前者では、1錠飲んでおけば、副反応はほぼ発生しないという報告が多かったです。後者の場合、接種の回数や接種後の経過時間、個人差でかなり違いがあるようですが、いろいろな副反応が、数日の投与でほぼ消えた人がいる一方で、なかなか快方に向かわない方もいるようです。他剤との併用が必要な場合も。

また、ワクチン・シェディング対策にイベルメクチンを投与する場合は、蕁麻疹（じんましん）や頭痛、不正出血などを発症した際に、イベルメクチンを飲んだら、症状が治まったという報告がありますが、なかなか治らない場合もあるようです。看護現場に働く方で、シェディング症状を抑えるために、ほぼ毎日、イベルメクチンを投与しているケースもあります。シェディング対策が一番厄介なテーマかもしれません。

ＣＯＶＩＤ－19に対するイベルメクチンの投与は、試行錯誤の中から最適な処方が固まりつつある段階であり、基準と言えるものはまだ確立していません。よって、個人輸入して処方する方の自己責任、自己判断で投与していくしかありません。あくまで、ご自分で判断してください。ワクチン対策も同様です。「イベルメクチンは、ワクチン後遺症に効果がある」という事実は、ごく最近になってわかってきたことであり、まだまだ未解明です。自分を実験台にして、最適な処方の仕方を見つけていくしかないのです。

ＣＯＶＩＤ－19にしても、ワクチンにしても、スパイクタンパクを産生して血栓症を生じさせ、免疫不全状態を作り出してＡＤＥを発症させるだけでなく、がん細胞の急激な増殖を促すと危惧(きぐ)されます。「ワクチン接種後、たったの3カ月でステージ4の肺腺(はいせん)がんになってしまった」といった、普通ならあり得ないケースが多々報告されています。今後、この劇的速度で進行する悪性のがんが接種者間に多発すると危惧されます。その意味でも、接種の前ないしは接種後早い時期にイベルメクチンを投与しておくことが、死病から逃れる手段になりうると考察します。どうぞ、ご自分の体を実験台にして、がんの発生を止められるか、試してみてください。

ちなみに、イベルメクチンは、がん細胞の増殖を抑え、腫瘍（しゅよう）を小さくするとの研究成果が複数出されており、今後のがん治療の主役になりうる薬でもあることを記しておきます。

なお、イベルメクチンは、これといった重篤な副作用の起きない安全な薬という定評があります。25年の歴史と30億人を超えた使用実績があります。それでも、過剰と思われる投与は避けた方が望ましい。

イベルメクチンはどこで手に入れたらいいのか？

北里大学の大村智先生が開発されたイベルメクチンは、米国メルク社の日本法人が国内では製造しています。だが、同社はイベルメクチンはCOVID－19には効果がないとして、処方には応じてくれないようです。その本当の理由は、本書でさんざん解説したつもりです。とても邪悪な理由です。

もっとも「疥癬（かいせん）」の治療目的ならば出してくれるようではありますが。そして、ごく一部のクリニックでは、保険外診療を行っているようですが、どこで受けられるかよくわかりませんし、高額費用となるようです。これらの経緯から、イベルメクチンを入手するには、インドなどから、個人輸入するしかありません。

「インドから?」と疑わしく思う方もおられると思いますが、インドは意外と「医薬大国」なのです。3月ころからインドからイベルメクチンのジェネリック薬が大量に入っていますが、今のところ、大きな事故は起きていません。しかも、感染予防に服用するには、個人輸入で患者自身が現物を手に入れる必要があります。

ネットで、医薬品の個人輸入代行をやっている取次商社のサイトに行き、イベルメクチンを検索すれば、すぐに在庫のデータが出てきます。今は、豊富に在庫がある様子で、商品名イベルメクトールなどのメジャーな薬が、それほど高くなく（1錠分で100円ほど）、100錠単位で買えます（他にストロメクトール、イベルジョン、イベルスマート、イベルヒールなどジェネリック薬品の商品名あり）。

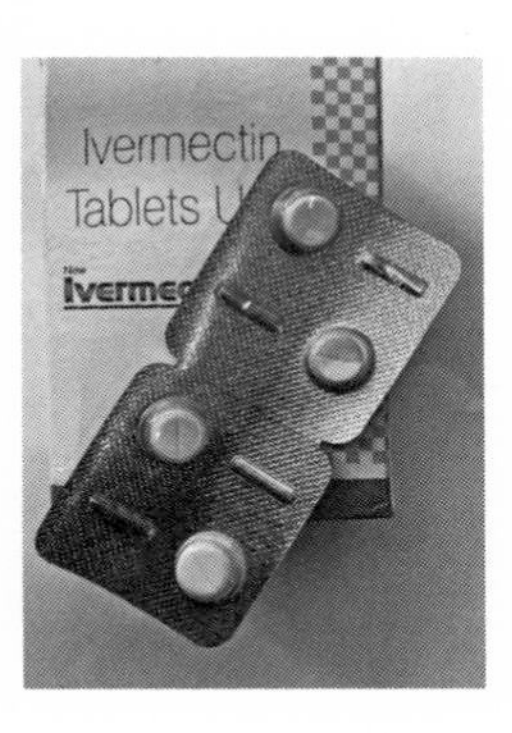

楽天で好きな商品を買い物かごに入れて買うのと同じ所作です。あとは、銀行口座に送金するなど支払うだけです。後払いOKなところもあるようです。3週間ほどすれば、インドからお薬が航空郵便で届きます。100錠単位で個別に送られています。今まで「届かなかった」といったケースはないようです。ただし、取次経由でなく、インド現地の企業から安く買おうと

試みて、関西方面の税関で止められて、大半を没収されたこともあったようです。多少高くても取次経由をお勧めします（注文後1週間で届けられるよう、流通ルートの構築をしている業者さんもあるようです）。

今後、第6波の到来やワクチン後遺症の多発が発生すると、イベルメクチンへの需要が急激に増大すると思われます。需給が逼迫して、なかなか手に入らなくなると危惧されます。今後のコロナ禍・ワクチン禍を生き残るためには、イベルメクチンは絶対不可欠な「神仙薬」です。買えるうちに買っておく。急ぎ、行動を起こしてください。あなたとあなたの家族の命を守るために。そして、友人知人に恩恵を分けてあげてください。もはや、政府は何の役にも立たない。国民の命を奪う「敵」でしかない。

イベルメクチン配布はやっていないのか？

インドにジェネリック薬を注文しても、3週間かかる。今すぐ、イベルメクチンが欲しい。こういった方々がおられます。日本国内には、実は、かなりの量の在庫が民間で備蓄されています。そして、我々は、少量を「無償で貸与する」キャンペーンを展開してきました。「薬を受け取った人は、同じ薬を個人輸入して貸与してくれた人に返却し、同時に、周囲で困っている人に貸与する」というキャンペーンです。

お役所からの指導もあり、いったんは、このキャンペーンを休止しましたが、海外のサイトで希望者を募り、無償貸与をしている有志の方が複数存在するようです。海外のサイトですので、日本国の法律の及ぶところではありません。「IVM（イベルメクチン）無償貸与キャンペーン」で検索していると見つかるかもしれません。

［編集部注］

＊イベルメクチンは、医薬品です。ネット上の輸入代理店などで入手できますが、すべて個人の責任で取り扱いください。

＊本文中のＵＲＬは執筆時点のものです。

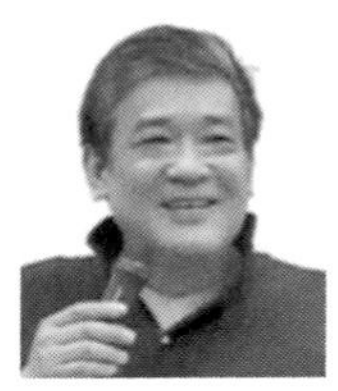

リチャード・コシミズ

知性と正義感を唯一の武器とする非暴力ネット・ジャーナリスト。1955年東京生まれ。青山学院大学経済学部卒業後、商社勤務中に同僚の保険金殺人事件に遭遇、警視庁に告発すると同時にネットで情報を公開した。これを機に、オウム事件、9.11テロ事件、さらには巨大宗教団体の背後の国際的権力の存在を指摘し、旺盛な言論活動を展開している。

＊本書は、2021年６月に電子出版された『コロナにもワクチンにも殺されない方法』に加筆修正を加えた書籍です。

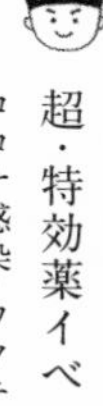

超・特効薬イベルメクチン

コロナ感染・ワクチン副反応・ワクチンシェディングを撃退！

第一刷　2021年12月31日

第九刷　2024年8月22日

著者　リチャード・コシミズ

発行人　石井健資

発行所　株式会社ヒカルランド

〒162-0821 東京都新宿区津久戸町3-11 TH1ビル6F

電話 03-6265-0852 ファックス 03-6265-0853

http://www.hikaruland.co.jp info@hikaruland.co.jp

振替　00180-8-496587

本文・カバー・製本　中央精版印刷株式会社

DTP　株式会社キャップス

編集担当　小暮周吾

ISBN978-4-86742-072-0